U0338519

常见病
自我诊断

随身查

张彩山 编著

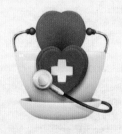

天津出版传媒集团
天津科学技术出版社

图书在版编目（CIP）数据

常见病自我诊断随身查 / 张彩山编著 . — 天津：天津
科学技术出版社，2013.7（2024.3 重印）

ISBN 978-7-5308-8135-4

Ⅰ . ①常… Ⅱ . ①张… Ⅲ . ①常见病—诊疗Ⅳ . ① R4

中国版本图书馆 CIP 数据核字（2013）第 168110 号

常见病自我诊断随身查
CHANGJIANBING ZIWO ZHENDUAN SUISHENCHA
策划编辑：杨　譞
责任编辑：孟祥刚
责任印制：兰　毅

出　　版：天津出版传媒集团
　　　　　天津科学技术出版社
地　　址：天津市西康路 35 号
邮　　编：300051
电　　话：（022）23332490
网　　址：www.tjkjcbs.com.cn
发　　行：新华书店经销
印　　刷：三河市万龙印装有限公司

开本 880×1 230　1/64　印张 5　字数 170 000
2024 年 3 月第 1 版第 2 次印刷
定价：58.00 元

前言

　　随着科学技术的进步及物质、文化生活水平的不断提高，广大群众的自我保健意识逐渐增强，特别是对了解和掌握一些常见病、多发病防治知识的要求越来越迫切。但很多人常常是有了病没时间看或不舍得看，对病痛是忍了再忍，拖了又拖。结果使小病拖成了大病，耽误了治疗。其实生活中有些常见疾病，都可以在初发阶段通过身体的各种症状判断出来，及早发现，及早治疗。

　　本书以图表的形式对家庭常见疾病的自我诊断、自我治疗和家庭护理等方面的知识进行了介绍，目的是使每一个家庭成员在疾病发生时，都能根据自己的症状，从书中查找疾病，然后根据查到的疾病和具体的治疗方法进行自我诊治，从而有效地把疾病消灭在萌芽状态。

　　本书新颖、实用，凡有阅读能力的人都能看得懂、学得会、用得上，很适合家庭使用。

如何使用本书

标题
概括描述体征

描述
简单症状描述

问题

每一个问题都分为"是"或"否"来回答。沿着这个途径到下一个问题（或重新确认）

头部症状

脸部疼痛

——脸部的一侧或两侧或者前额疼痛

开始 | 在感到疼痛的地方现在或以前有红色的水疱样皮疹吗？

是 → 看医生。可能是带状疱疹。也可查看诊断用可视工具。

否

答案

此处列出了引起你症状的可能原因或得出的诊断。你可以参考另一个体征表或这本书的其他部分或者收到的其他指导。对于紧急情况，这里也会告诉你立即寻求救助。

充血的眼睛有放射性剧痛吗？

是 → 立即看医生。可能是眼内压增高了，这可影响到视力。

否

疼痛发生在脸部一侧的鼻根处吗？

是 → 有流涕和流泪吗？

是 → 看医生。可能是偏头痛或感染或泪腺导管阻塞导致的。

否

眼或额骨周围有钝痛或触痛吗，并且当你向前弯曲时会加重吗？

是 → 看医生。可能是鼻窦感染了，尤其是如果你最近患有感冒的话。

否

转下页

信息盒

有些表格会包含额外的重要信息，如自我帮助忠告，或关于危及生命的疾病的可能症状的警告，这些疾病要尽快得到医治。

如果你长期声嘶请立即看医生。慢性声音嘶哑或失声或一次声嘶超过1周可能是喉癌的征兆。

目录

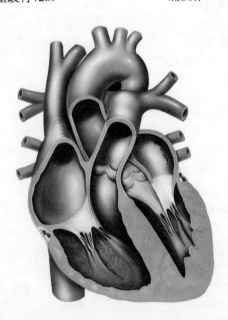

第一章

了解自己的健康状况

注意健康警报

从人体外部器官或组织可以看到与之相关的其他身体部位的病症，捕捉到很多有关健康的信息。

头发 >>

头发不仅能保护头皮，更能反映一个人身体的健康状况，所以通过头发发生的一些细微变化便可以察知身体的某些疾病。如果一个人一天头发脱落量达100根左右（正常人头发脱落量一天大约为60根），则可能是内分泌系统功能失常的表现。如果男性前额发际脱发，则可能患有肾病；如果女性出现头发散发性脱落，则可能患有慢性肾炎。如果头发脆弱易断，则表明有甲状腺疾病的可能。如果年轻人过早白发（遗传、精神因素除外），应该去医院及时检查是否患有严重肠病、重度贫血，以及动脉粥样硬化等疾病。头发色泽变浅、变淡，是维生素B$_{12}$偏低的信号。

眼睛 >>

通过眼睛不仅看到外部世界，也可以看到身体的某些病症。眼睑变成白色，暗示循环系统可能亮了红灯，此时应该去医院检查一下是否贫血；眼白呈黄色，说明可能出现了黄疸的症状；眼白出现绿点，很可能是肠梗阻的表现；眼白出现血片，可能是动脉硬化，尤其是脑动脉硬化的早期表现；眼白出现红点，是糖尿病患者常有症状之一；瞳孔发白是老年性白内障发病的主要症状之一。眼底有渗出物及出血，可能是患有高血压、肾炎、贫血、糖尿病等疾病的症状之一；长期地眼圈发黑，则可能是肾亏兼有血瘀征象的一种表现。

唇 >>

嘴唇可以说是人体健康状况的"晴雨表"，很多疾病的早期症状都会在嘴唇上表现出来。唇色泛青，是血液不流畅，血瘀气阻的表现，应提防中风、血管阻塞等疾病的发生；唇色发白，很有可能是贫血，或大肠虚寒，或胃虚寒的表现；唇色深红，常见于高热；上唇内黏膜呈紫色，则是冠心病的早期症状之一；嘴唇发紫，多见于慢性支气管炎，以及由肺部疾病引起的心脏病等疾病。

鼻子 >>

鼻子也能反映人体的健康状况。鼻子常呈黑色、蓝色或棕色，则可能提示胰脏或肝脏有病症。鼻子发黑且无光泽，则提示胃肠可能有疾病，尤其可能患有胃溃疡。若鼻子两边发红，油腻光亮常脱皮，说明体内缺锌。鼻子变白，是贫血患者最主要的症状之一，出现此种症状，应该及时去医院查明病因。鼻前粉红，是鼻部结核病早期症状之一，青少年出现此种情况尤其应该注意，因为它是患结核病最主要的症状之一。

耳朵 >>

正常的耳朵颜色为微黄而红润，同时对外界的感觉也较为敏锐，如果耳朵颜色发生改变，则很可能是一些疾病的前兆。耳郭呈红色或暗红色，则表明患有某种急性高热性疾病，若同时还伴有红肿疼痛，则是耳郭炎症的表现；耳郭呈白色或淡白，则可能是受到风寒侵蚀，或气血虚亏，或肾气虚亏等，也是慢性消化性疾病的症状之一；耳郭干枯、发黑，则是肾亏的表现；耳垂经常潮红，则提醒身体免疫功能下降，体质虚弱。

舌 >>

正常人的舌头，舌苔呈薄净而滋润有津，颜色为薄白色。舌苔过白，多属寒证，但也可以见于热证。早期肺炎、急性支气管炎也可能会导致舌苔过白。此外，舌苔过白也是一些慢性炎症感染的前兆，如慢性肾盂肾炎、慢性盆腔炎等。体温过高时，可以使舌苔变黄。消化道功能紊乱时，也会出现舌苔发黄，如结肠炎、慢性胃炎、溃疡病等。此外，炎症感染时，也会导致舌苔发黄，如脑炎、急性阑尾炎、败血症以及大叶性肺炎等炎症疾病。

牙齿 >>

牙齿作为人体咀嚼食物的主要工具之一，它的一些变化也能显示身体某个部位可能出现了问题。如在吞咽食物时牙齿疼痛，嘴巴也不易张开，且肿痛往往发生在一端，则提示你可能患有冠周炎。再如牙龈出血，可能表明身体缺乏维生素C或牙龈有慢性炎症和炎症性增生。此外，牙龈出血还可能是血液疾病、肿瘤等疾病的先兆。所以，出现经常性牙龈出血，应该及时到医院检查。

指甲 >>

指甲明显向上拱起，并围绕指尖弯曲，则提示你可能患有某种慢性疾病；如果指甲呈黄绿色或黄色，生长缓慢，且厚而坚硬，则提示可能患有甲状腺疾病、淋巴疾病或慢性呼吸系统疾病；指甲萎缩或变薄，表明身体营养失调，或可能患有肢端动脉痉挛或麻风病等疾病；指甲长期呈灰白色，表示营养不良，或可能患有慢性呼吸系统疾病、消化系统或心血管系统疾病，如肺结核、慢性胃炎、萎缩性胃炎等。

了解和发现以上症状警讯，有助于我们未雨绸缪，但也不能据此认为只要身体某部位响起来了"警报"，就断然肯定自己患上某种疾病，更不能擅自用一些止痛药、消炎药、肠胃药等，这样做不仅会关闭身体警报系统，也会给医生诊断带来不便。最好的办法是：身体拉响健康警报后，就直接去医院做相关部位的体检，从而得出准确的结论。

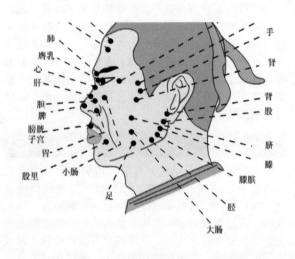

⊙**面穴分布简图**

威胁健康的因素

我们必须认真照顾自己的身体才能维持生命的最佳状态。许多富裕国家国民的疾病大都是由不健康的生活方式导致的。饮食失衡、高度紧张、缺乏锻炼以及酒精和烟草的摄入都增加了心脏病等疾病的发生概率，严重者甚至会导致残疾和过早死亡。

缺乏锻炼是威胁健康的首要因素。在青春期后期有些人坚持锻炼，从而得以保持健康的体魄；另外的一些人停止了规律锻炼，导致肌肉和关节逐渐衰弱。锻炼能够提高人体的活力，并且能起到预防疾病的作用。

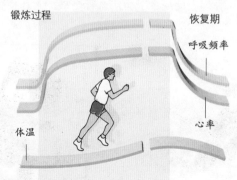

锻炼过程　　　　　　　　　　恢复期

呼吸频率

心率

体温

时间(分钟) 1 2 3 4 5 6 0 1 2 3 4

●锻炼过程

上图中的跑步者在锻炼过程中心跳和呼吸频率都加快，他每分钟的心跳可能超过200次，每分钟的呼吸可能超过40次。由于运动产生热量，他的体温也会略微升高。随着他的体力增强，这些指数会迅速降低。恢复期也是衡量一个人的健康状况的标准，健康人的心率和呼吸频率在运动结束后大约5分钟内就能恢复至正常状态。

人们所面临的危险 >>

最新研究表明，吸烟人群中至少有一半死亡较早。人们普遍认为吸烟会增加患肺癌的风险，但是很少人知道肺部以及胆囊等部分的恶性肿瘤也和吸烟有关。香烟中的尼古丁会使血管变窄，尤其是腿部血

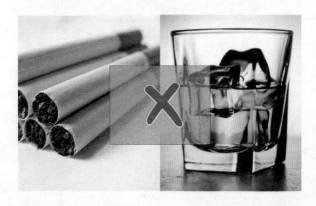

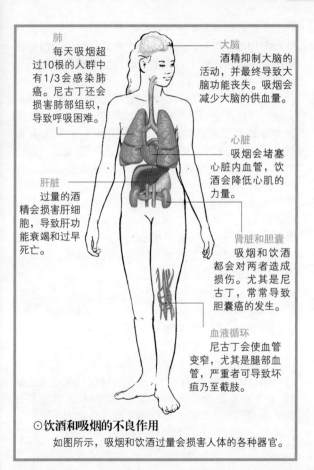

肺

每天吸烟超过10根的人群中有1/3会感染肺癌。尼古丁还会损害肺部组织，导致呼吸困难。

大脑

酒精抑制大脑的活动，并最终导致大脑功能丧失。吸烟会减少大脑的供血量。

心脏

吸烟会堵塞心脏内血管，饮酒会降低心肌的力量。

肝脏

过量的酒精会损害肝细胞，导致肝功能衰竭和过早死亡。

肾脏和胆囊

吸烟和饮酒都会对两者造成损伤。尤其是尼古丁，常常导致胆囊癌的发生。

血液循环

尼古丁会使血管变窄，尤其是腿部血管，严重者可导致坏疽乃至截肢。

⊙**饮酒和吸烟的不良作用**

如图所示，吸烟和饮酒过量会损害人体的各种器官。

管，严重者甚至需要进行截肢手术。

滥用毒品等物质虽然会给人带来暂时的愉悦感，但是服用毒品以致中毒和上瘾都会影响健康，甚至导致死亡。

酒精也是一种有害物质。酒精作为一种麻醉剂，会使人体的许多功能衰退，诸如大脑活动减少，协调能力降低和反射活动减慢。少量饮酒对心脏是有益的，但是过量饮酒则会使血压升高和心肌衰退。酒精中毒会对肝脏造成损害，导致有毒物质在血液中积留，最终引发死亡。

在某些情况下，我们需要特别防范威胁健康的因素。例如在到某些热带国家旅游之前，游客应当接种霍乱、黄热病和伤寒症等疾病的疫苗。此外，游客还应当咨询医师关于饮用水安全等方面的意见，以避免感染痢疾等当地疾病。

医学进步 >>

发达国家的居民有条件选择健康的饮食，在感染疾病时也能迅速得到治疗。相比之下，不发达国家的居民则没有这么幸运，他们的健康常常受到威胁。不过，随着医学的进步，人类已经通过疫苗接种（见第137页）彻底根除了天花，并大规模降低了麻疹和百日咳的发病率。此外，痢疾的发病人数也大大减少。艾滋病仍然是人类健康的最大威胁，但是性教育的普及正在起到预防艾滋病的作用。

自我监测的目的和内容

其实很简单，要想拥有一个健康的身体，就必须学会自我监测、自我保健、自我治疗，以及自我康复。而其中最重要的就是要学会对健康状况进行自我监测。

那么什么是自我监测呢？其目的和内容是什么呢？所谓自我监测，即主动对自己的健康状况或是疾病动态进行监测、做好记录，并进行相应的评价，以便及时发现各种问题，使之及时得到纠正和治疗。自我监测的根本目的是维护、保证身体的健康。为此，平常一定要合理安排自己的起居饮食，不吸烟、少饮酒、不挑食，均衡摄入各种营养物质；不要过于劳累，积极参加体育锻炼和各种社交活动；不要给自己太大的精神压力，保持轻松、乐观、豁达的心态；保持睡眠充足，每天应保持8小时的睡眠时间。

一般来说，自我监测的具体内容包括如下几个方面：

●**五官的监测**。通常情况下人体的某些重大疾病的早期症状会在五官上表现出来，如耳朵血管形态改变，常见于冠心病、高血压、支气管扩张等病症；眼白发蓝，则可能是慢性缺铁的征兆。

●**身体感觉能力的监测**。人体出现感觉迟钝或麻木，往往预示着一些重大疾病，如手脚突然发麻或是感觉不到疼痛、冷热等，这往往是中风等疾病发作的前奏。

● **血压监测**。血压监测看似很简单，实则对人体健康的影响极大，因为很多重大疾病都是由血压过高引起的。所以，平常（尤其是50岁以上的人）一定要做好血压监测。

● **运动能力监测**。即监测自己的运动协调能力。正常情况下，人的各种运动姿势和大脑的想法能保持一致，如果出现运动障碍（大脑想的和手脚实际做出来的动作不一致），则应警惕大脑某些部位可能发生了病变。同时，对一些常见病和多发病也一定要做好相关的记录，以便今后不时之需。在平日的监测过程中，一旦发现异常变化或危险信号，就要立即进行相关的检查、治疗，从而最大限度地确保身体的健康。

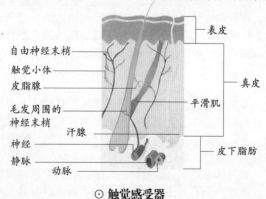

自由神经末梢
触觉小体
皮脂腺
毛发周围的神经末梢
汗腺
神经
静脉
动脉

表皮
真皮
平滑肌
皮下脂肪

⊙ **触觉感受器**

几种常见的器官疾病

　　器官是人体的重要组成部分，心脏、脑、肝脏、肺和肾脏等器官在维持生命功能的过程中发挥着重要作用。任何一个主要器官出现故障后都需要进行及时的治疗。

　　健康的饮食和生活习惯有助于维持人体器官的正常功能，从而使人体保持健康状态，但是疾病、衰老和意外事故都有可能使器官退化甚至丧失功能。

眼部疾病 >>

　　眼睛外围的结膜是一层肉眼看不到的薄膜，它能够阻挡灰尘和沙砾进入眼睛，从而起到保护眼睛的作用。如果结膜被细菌感染，则有可能引发结膜炎。患者眼睛红肿，需要滴入抗生素进行治疗。

　　光线经过晶状体后在眼睛后方的视网膜上成像。有些老年人的晶状体出现混浊，致使光线不能穿过晶状体，而是在晶状体上发生折射，这种病症称为白内障。白内障可以通过在患者眼内置入透明的人工晶状体治愈。

　　如果晶状体不能准确地聚光，就会导致近视眼和远视眼，这两种状况可以通过佩戴眼镜或隐形镜片加以矫正。

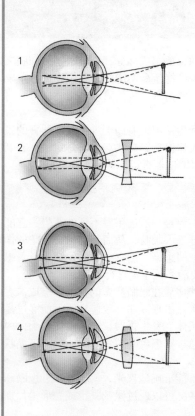

⊙近视眼和远视眼

　　引起近视和远视的原因是控制晶状体形状的肌肉无力或眼球形状异常。近视眼是指平行光线经过晶状体之后，焦点落在视网膜之前的一种状态。戴凹透镜可以使光线分叉后再进入眼球，从而矫正近视眼。远视眼是指平行光线经过晶状体之后，焦点落在视网膜之后的状态。戴凸透镜可以使光线聚焦在视网膜上，从而矫正远视眼。

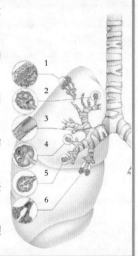

1. 胸膜炎

肺表面被感染，导致严重的呼吸疼痛。

2. 肺炎

肺部被感染，引起高烧和剧烈咳嗽。

3. 支气管炎

支气管感染，引起呼吸困难、剧烈咳嗽和气喘。

4. 肺结核

严重的细菌感染，导致肺大面积损伤。

5. 肺气肿

通常由吸烟引起，肺部丧失弹性，导致呼吸困难加剧。

6. 哮喘

常见于青少年，引发剧烈喘气和夜间咳嗽。

肺部疾病 >>......

上图介绍了几种主要的肺部疾病。此外，白喉和百日咳是两种常见于儿童的肺病，它们都是由细菌感染引发。白喉棒状杆菌引起喉咙堵塞，致使空气不能进入肺部，同时细菌所产生的毒素使人体日渐虚弱。在采取疫苗接种之前，许多儿童都死于白喉。百日咳损伤患者的呼吸道，引起剧烈咳嗽和呼吸困难。

肾脏疾病 >>

肾脏的主要功能是过滤出血液中的废物，并以尿液的形式将它们排出体外。如果尿路出现感染，则有可能引发膀胱炎，患者常表现出尿频、尿急、尿痛等症状。

当尿液浓度过高时，可能形成肾结石，使尿路梗阻，这种状况可能引发肾绞痛，肾绞痛患者需要服用强效止痛药。如果人体肾功能极度衰竭，血液就需要经过仪器的人工过滤，这个过程称为血液透析，患者每周需要进行3次血液透析。

胃溃疡 >>

胃酸起着强化食物分解的作用，但是吸烟或摄入过量脂肪则会使胃酸分泌过多，以至于侵蚀胃壁，导致胃溃疡。患者感到胃部疼痛，并且胃部可能出血。

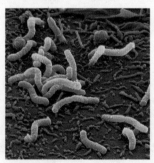

过去胃溃疡患者需要接受手术治疗，现在只需服用药物便可治愈。

图中的螺杆菌是引起胃溃疡的最常见的原因，它也能引发胃炎。这种细菌感染可以通过服用抗生素类药物得到治疗。

男性、女性的自我检查

你应该定期在家做一些自我检查，这可以帮助识别癌症的早期征兆。一旦对自己的身体熟悉了，你就有可能注意到身体的任何异常改变。定期的自我检查——尤其是对乳房、皮肤和睾丸的检查——是早期发现肿瘤的最好机会。当肿瘤还小的时候，更容易被治疗，而且通常情况下被治愈的机会也就更大。

女性乳房的自我检查 >>

早期检测可以提高乳腺癌治愈的可能性。许多乳房肿块是女性通过定期自我检查发现的。所有女性都应该从18岁开始每个月检查她们自身乳房的变化，并且在她们的一生中持续下去。乳房的任何形状或触感的变化，或者乳房皮肤、乳头的变化都有可能是乳腺癌的早期征兆。找出乳房的硬块或软块，皮肤组织的变化（例如鱼鳞皮肤）或颜色的改变（例如皮肤发红），乳房局部皱褶或凹陷（例如小凹的形成），一个新近形成的乳头内陷，或任何形式的乳头排出物。每个女人的乳房都是独特的，因此你需要了解你的乳房，让它告诉你什么情况下你的乳房才是正常的，这一点很重要。

在每个月月经周期的相同时间对你的乳房进行一次自我检查。进行乳房自检的最佳时间是你的月经期刚刚结束之时（在你的月经期开始后7~10天），此时你的乳房不是十分敏感或肿胀。假如你服用口服避孕药，那么就在你每个月开始服用一个新的药片时进行乳房自检。假如你正在接受激素治疗中，请咨询你的医生有关做乳房自我检查的最佳时间。过了绝经期后，选择一个月中一个特殊的日子进行乳房自检，并坚持在以后每个月的这一天进行检查。

假如你在乳房自检时发现有任何异常，请立即告诉医生。虽然大多数的乳房肿块和其他改变并非癌症，但它们都必须得到医生的评估。

如何进行乳房的自我检查

检查乳房时采取正确的姿势能帮助你轻易地触摸到乳房中的肿块。进行乳房自我检查时须做到：

- 站在镜子前面，手臂自然垂在两侧，仔细观察每只乳房是否有肿块或其他改变。

- 将双臂伸直举过头顶重复检查，再次观察乳房的变化；然后将双手在脑后交叉合拢，前后活动肩膀观察乳房的变化。

- 双手放于髋部，将双肘向前推，观察皮肤或乳头的变化。

- 用你的拇指和食指挤压两个乳头并检查分泌物。

- 躺在一个平坦的表面（如硬床或地板上），在你首先要检查的乳房一侧的肩下放一个枕头。抬起准备检查一侧的胳膊，越过头顶放置于床或地板上。假如你拥有一对巨大的乳房，你需要调整体位以保证正准备检查的乳房组织分布平衡。

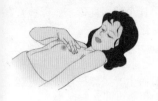 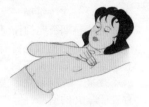

- 用另一只手的中间三个手指的指腹而不是指尖正对着乳房，从腋窝处开始检查。检查时在乳房上做小的圆周运动——圆圈面积大约同硬币大小。以打圈方式环绕着乳房移动手指，或者沿乳房上下来回移动手指。不论你使用何种方式，不要让你的手指离开你的乳房直到你的检查覆盖乳房的每一部分为止（有的女性使用油、洗液或粉剂来使手指更容易在乳房上移动）。

- 用轻柔的力量去触摸皮肤，然后轻轻地增大压力来感触表皮下的变化，再加大压力去感触肋骨附近的变化。

- 用这种方式检查整个胸部，从腋窝中央向上到胸骨（趋向胸部的中心），从锁骨向下到乳房下方。

- 另一只乳房检查重复。

- 假如你触摸到了肿块或发现有任何变化，请立刻告诉医生。

男性睾丸的自我检查 >>

所有到了青春期或超过15岁的男性都必须进行至少每个月一次（每周一次更佳）的睾丸诊查，以检查出睾丸癌早期征兆的任何变化。

检查自己的睾丸将有助于你熟悉它们的正常触感和形态。假如你检查到了一个肿块或膨胀物（疼痛的或不疼痛），就请立即去看医生。虽然癌性肿块可能存在于睾丸的前部，但它们更有可能在侧面生长。

如何进行睾丸的自检

自我检查睾丸的最佳时间是在温水浴后或淋浴的时候。因为热会使阴囊的肌肉松弛，从而使你更容易检出异常。

在检查睾丸时要做到：

● 站在一面长镜子前面。检查睾丸和阴囊是否有肿胀，或者看一侧睾丸是否明显比另一侧的大（一侧睾丸轻微大于另一侧是正常的）。

● 寻找附睾（在每侧睾丸后上方，用来聚集并运送精液的柔软管状结构）以熟悉它的触感，以使你不会把它误认为一个癌性的肿块。

● 用两只手检查每一个睾丸。检查时将拇指置于睾丸顶部，食指和中指置于睾丸下部。

● 用双手轻轻将睾丸在拇指和其他手指之间滚动。每个睾丸用30~60秒的时间来检查。

● 触摸睾丸的表面以寻找任何肿块或肿胀，不管它有多么小。

老年人的自我检查

一般来说，老年人的自我检查包括如下内容。

定期记录自己的体重变化 体重的变化，尤其是老年人体重的异常变化，往往是一个危险信号，如果体重持续上升，则要警惕高血压、心脏病，以及高血脂的发生，如果体重出现不明原因的持续下降，则要警惕恶性肿瘤和糖尿病的发生。由此可见，定期记录自己体重的变化，对老年人来说是非常有必要的，这也是观察健康状况的一个非常重要的指标。

学会测量记录体温、脉搏，以及呼吸次数 体温、脉搏，以及呼吸次数与一个人的健康状况密切相关，如果体温变化过大，或是脉搏跳动得过快或过

如何测脉搏

因为左心室将血液射入动脉，所以在某些皮肤下的动脉可以摸到一种轻微的搏动，这种动脉搏动称为脉搏。成人的正常脉搏约为每分钟70次。如下图所示，用手指按着手腕侧面，数一下你自己每分钟的脉搏数。在剧烈运动之后，再测一下脉搏，这时的脉搏会加快，不过两三分钟后脉搏又会恢复正常。

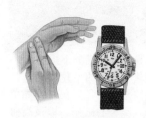

慢，以及呼吸次数过快，均能反映身体某些部位可能出现了问题。尤为重要的是，如果老年人能每天测量记录体温、脉搏，以及呼吸次数，一旦发生意外事件，其记录的数据就能为医生治病提供非常宝贵的资料。

每天测量血压 >>

很多老年人都有程度不一的高血压，这严重威胁着他们的健康。因为高血压具有突发性，很多外界因素极易诱发它。老年人每天测量血压，就可以随时了解自己的血压状况，一旦血压有异常情况出现，则可及时采取相应措施，从而避免危险的发生。

留心身体出现的任何不适症状 >>

很多重大疾病往往会在早期表现出来，如果老年人能留心身体出现的不适症状，则可以避免很多危险状况的发生。

● 眼底出现的某些变化，可能预示着糖尿病、高血压、动脉硬化、慢性肾病以及白血病等。

● 如果高血压患者突然出现头晕、头痛，则可能是血压升高的表现，需要立即服降压药。

● 如果身体的某些敏感部位，如颈部、腹部，或是女性的乳房等部位，出现了不明原因的肿块，则应该警惕恶性肿瘤的出现，及时到医院进行相关检查。

● 如果视力出现不明原因的下降，则要小心白内障的发生；如果上肢或下肢出现活动障碍，则应警惕脑血管疾病的发生。

● 如果皮肤颜色发黄，则可能是黄疸或肝炎的先兆。

● 要留心大小便的颜色、次数，以及每天排出量的多少，如黑色大便多为消化道出血（也有可能是摄入了大量猪血等含有铁血红素的食物），大便黏稠则表明肠道有炎症发生，大便带血则多见于上消化道溃疡出血、胃肠息肉、小肠出血、肿瘤、肛门疾病，以及一些血液疾病、急性传染病、寄生虫等。

● 鼻部集中了五脏的精气，鼻与脏器通过经脉相连，机体内的一些微小变化也能通过鼻子的颜色、形态和功能的改变而反映出来，如果鼻子常有棕色、蓝色或黑色现象，则很有可能是胰脏和脾脏出现了问题；如果鼻子苍白，则应该考虑是否患有贫血；如果鼻子嗅觉不灵，很有可能患有慢性筛窦炎。

总之，只要老年人平常能做好自己身体基本状况的相关记录，并留心身体出现的不适症状，往往就能发现那些潜在的致病因子，从而为早期治疗各种病症提供很好的帮助。

24 小时健康自测

一般来说，24小时健康自测主要包括如下内容。

起床时 >>

如果经常出现盗汗（简单地说，睡眠中出汗即为"盗汗"）症状，一定要去查明原因，因为盗汗往往是发热的征兆；闻口气，如果起床后口气较臭，可能预示有胃病。

洗脸刷牙时 >>

洗脸时如果发现脸色发黄，且感觉身体疲倦无力，可能提示你患有黄疸。刷牙时如果经常牙龈出血，说明你极有可能患有牙周病，因为健康的牙齿在刷牙时（刷牙姿势得当）是不会出血的；如果经常在刷牙时出现呕吐的感觉，则说明你可能患有慢性胃病。

工作时 >>

如果总感到不明原因的口渴，则可能提示你患有糖尿病，因为无故口渴是糖尿病的典型症状之一；腰酸背痛，如果工作时老是感到腰酸背痛，且颇具疲劳感，则说明内脏或脊椎可能存在问题；记忆力差、健

忘，则是神经衰弱和动脉硬化的典型征兆之一；单纯
头晕，若不是因为工作单调，请检查一下甲状腺。

回家上楼时 >>

如果回家上楼时，常出现心跳加快，有时还伴有
眩晕的感觉，则说明你的心脏功能较弱。除了心跳加
快外，如果还出现胸口隐痛或憋闷的感觉，则说明你
的心脏和脑部血管可能存在疾病因子，应该尽快去医
院检查治疗。

修指甲时 >>

如果指甲呈倒三角形，即指甲的前端增大，根
部狭小，提示可能有麻痹性疾病。如果指甲上有点状
或丝状白斑，多为慢性肝病、肝硬化、肾病的早期征
象。如果指甲上有横向红色带，提示胃肠道可能有炎
症或房室间隔缺损、心脏瓣膜脱垂等疾病存在。

洗头时 >>

如果洗头时有大量头发脱落，则说明头发营养不
足或可能患有内分泌疾病。

读书看报时 >>

如果读书看报时眼睛疼痛，感觉字迹模糊不清，
则可能患有青光眼；如果拿书或报纸的手经常抖动，

可能患有甲状腺功能亢进，也可能是帕金森病的前期征兆。

睡觉时 >>

如果经常因脚抽筋而惊醒，可能是缺钙的表现，也可能是动脉硬化的表现；如果睡觉时鼾声不断，且声音较大，则说明鼻子可能出现了问题。

通过24个小时的健康自测，一旦发现自己相关部位有疾病的迹象，就应该尽快去医院做相关检查，以便确诊是否需要接受相关治疗。

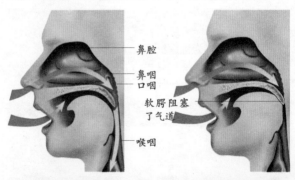

鼻腔

鼻咽
口咽

软腭阻塞
了气道

喉咽

鼻和喉部的结构异常可能会对气流造成部分阻碍，从而造成鼾症。随着睡眠的深入，进入熟睡状态时，这些放松的组织和狭窄的气道会造成部分组织振动发声。有时气道过于放松和狭窄，甚至造成呼吸完全停止，这种严重的问题称为阻塞性睡眠呼吸暂停。

学会释放精神压力

　　所谓精神压力是指我们为某事担忧或紧张的状态。精神压力是人们面临困难时所产生的自然反应，表现为心跳加快、血压升高、肌肉紧张。持续的精神压力会对人体造成伤害，导致疾病产生。

　　某些行为被认为是精神压力的典型症状，你可以通过这些症状来判定自己是否有精神压力，这些症状包括持续忧虑、坐立不安、啃咬指甲、注意力涣散、攻击性行为和睡眠不规律。

精神压力的危害性 >>

　　虽然每个人产生精神压力的原因不同，但是人体的反应是相同的。人体血液中肾上腺素激增，血压升高，肌肉收缩，并且全身僵硬。如果精神压力长期得不到缓解，人体负载过重，就会导致持续的高血压、长期头疼以及溃疡等消化问题。

　　精神压力会使人体内的天然防御机制退化，因此人体感染疾病的风险增加。长此以往，人们就有可能患上心脏病。据称在人体防御疾病能力下降的情况下，某些癌症的发病率也会增加。

　　精神压力通常会干扰我们正常的睡眠，使我们的健康状况不断恶化。我们在精神压力之下无法进入快速眼动睡眠阶段，而这种深度睡眠是维持心智稳定的必要条件。

精神压力还有可能引发抑郁症。青少年在精神压力之下最容易发生自杀行为，他们在人际关系问题、暴力行为和考试压力面前有时会产生无助感，最终彻底绝望。

如何处理精神压力 >>

消除精神压力的起因往往能够消除这种压力所导致的生理不适。有时我们只需怀着积极的心态换个角度思考问题，便能消除精神压力。如果你处于极度的精神压力之下，那么你需要向别人进行倾诉，这将有助于你更好地理解自己的情绪。

如果精神压力是你日常生活中不可避免的一部分，你可能需要通过某些消遣活动来使自己得到放

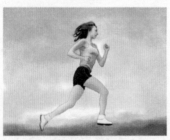

松。体育锻炼是一种理想的放松方式，它可以释放人体内积压的能量和攻击情绪，还能够培养自信心。实验证明，每周进行长跑练习的人焦虑指数较低，而且情绪更稳定。

跑步让身心有一种释放感。

第二章

最具实效的常见病症自我诊断法

头部症状

脸部疼痛

——脸部的一侧或两侧或者前额疼痛

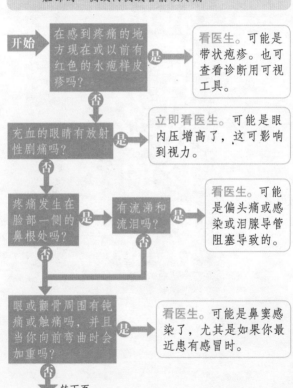

开始 在感到疼痛的地方现在或以前有红色的水疱样皮疹吗？ —— **是** → 看医生。可能是带状疱疹。也可查看诊断用可视工具。

否

充血的眼睛有放射性剧痛吗？ —— **是** → 立即看医生。可能是眼内压增高了，这可影响到视力。

否

疼痛发生在脸部一侧的鼻根处吗？ —— **是** → 有流涕和流泪吗？ —— **是** → 看医生。可能是偏头痛或感染或泪腺导管阻塞导致的。

否

否

眼或颧骨周围有钝痛或触痛吗，并且当你向前弯曲时会加重吗？ —— **是** → 看医生。可能是鼻窦感染了，尤其是如果你最近患有感冒时。

否

↓ 转下页

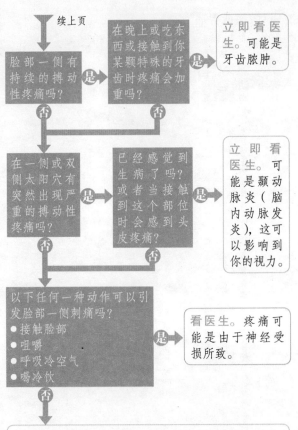

续上页

脸部一侧有持续的搏动性疼痛吗？ —是→ 在晚上或吃东西或接触到你某颗特殊的牙齿时疼痛会加重吗？ —是→ 立即看医生。可能是牙齿脓肿。

否↓ 否↓

在一侧或双侧太阳穴有突然出现严重的搏动性疼痛吗？ —是→ 已经感觉到生病了吗？或者当接触到这个部位时会感到头皮疼痛？ —是→ 立即看医生。可能是颞动脉炎（脑内动脉发炎），这可以影响到你的视力。

否↓ 否↓

以下任何一种动作可以引发脸部一侧刺痛吗？
● 接触脸部
● 咀嚼
● 呼吸冷空气
● 喝冷饮
—是→ 看医生。疼痛可能是由于神经受损所致。

否↓

如果你无法通过这个图表做出诊断，请去看医生。

口腔痛或舌痛
——口腔内部或者舌体上或周围或者嘴唇疼痛

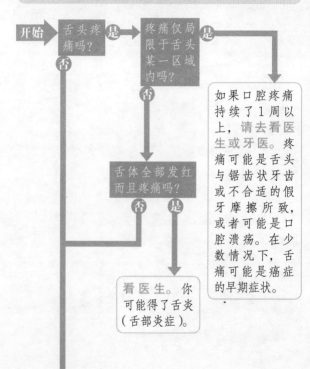

开始 → 舌头疼痛吗？ —是→ 疼痛仅局限于舌头某一区域内吗？ —是→

否↓

如果口腔疼痛持续了1周以上，请去看医生或牙医。疼痛可能是舌头与锯齿状牙齿或不合适的假牙摩擦所致，或者可能是口腔溃疡。在少数情况下，舌痛可能是癌症的早期症状。

舌体全部发红而且疼痛吗？

否　是

看医生。你可能得了舌炎（舌部炎症）。

转下页

↓ 续上页

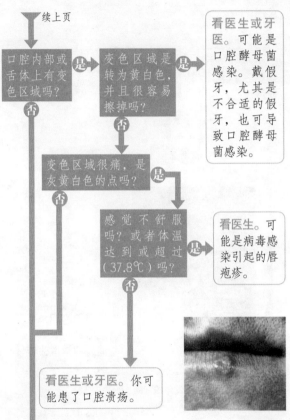

口腔内部或舌体上有变色区域吗？ —是→ 变色区域是转为黄白色，并且很容易擦掉吗？ —是→ 看医生或牙医。可能是口腔酵母菌感染。戴假牙，尤其是不合适的假牙，也可导致口腔酵母菌感染。

否↓

否↓

变色区域很痛，是灰黄白色的点吗？ —是→

否↓

感觉不舒服吗？或者体温达到或超过（37.8℃）吗？ —是→ 看医生。可能是病毒感染引起的唇疱疹。

否↓

看医生或牙医。你可能患了口腔溃疡。

⊙唇疱疹

↓ 转下页

续上页

牙龈疼痛或红肿吗? **是** ➡ 有口臭或口腔内气味不清新吗? **是** ➡ 看牙医。你可能得了严重的舌炎(牙龈的炎症)。

否

否

看医生。你可能得了唇疱疹。

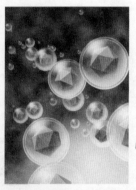

引发唇疱疹的I型单纯疱疹病毒,两次发作的间隔期间在神经组织内休眠。

如果你有口疮且不能愈合
请立即看医生或牙医。口腔或舌上的溃疡在1周之内未开始愈合和2周之内未完全愈合可能是癌症的征兆。

转下页

续上页

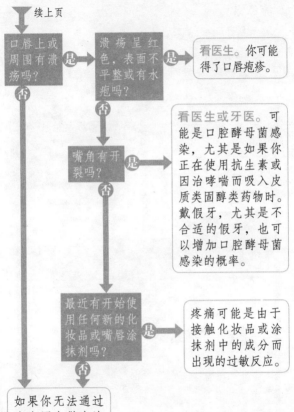

口唇上或周围有溃疡吗？ — **是** → 溃疡呈红色，表面不平整或有水疱吗？ — **是** → 看医生。你可能得了口唇疱疹。

否

嘴角有开裂吗？ — **是** → 看医生或牙医。可能是口腔酵母菌感染，尤其是如果你正在使用抗生素或因治哮喘而吸入皮质类固醇类药物时。戴假牙，尤其是不合适的假牙，也可以增加口腔酵母菌感染的概率。

否

最近有开始使用任何新的化妆品或嘴唇涂抹剂吗？ — **是** → 疼痛可能是由于接触化妆品或涂抹剂中的成分而出现的过敏反应。

否

如果你无法通过这个图表做出诊断，请去看医生。

流鼻涕

——鼻子部分或者完全堵塞，并且有液体流出

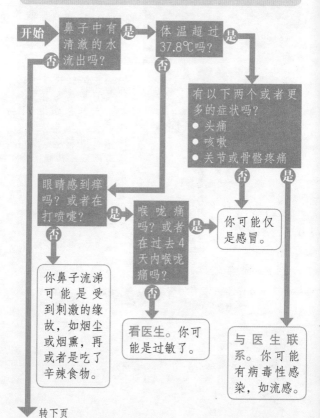

开始 → 鼻子中有清澈的水流出吗？ —是→ 体温超过37.8℃吗？ —是→

有以下两个或者更多的症状吗？
● 头痛
● 咳嗽
● 关节或骨骼疼痛

眼睛感到痒吗？或者在打喷嚏？ —是→ 喉咙痛吗？或者在过去4天内喉咙痛吗？ —是→ 你可能仅是感冒。

你鼻子流涕可能是受到刺激的缘故，如烟尘或烟熏，再或者是吃了辛辣食物。

看医生。你可能是过敏了。

与医生联系。你可能有病毒性感染，如流感。

转下页

续上页

鼻子中有黏稠、浑浊的液体流出吗？ **是**→ 颜面部感到疼痛吗？或者仅是眼上或眼下皮肤有触痛？ **是**→

否

否

看医生。你可能是鼻窦受到病毒感染，患了鼻窦炎。

你可能是感冒了。

如果你无法通过这个图表做出诊断，并且症状持续超过10天的话，请去看医生。

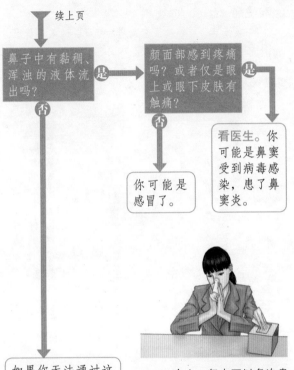

一个人一年中可以多次患感冒，一般没有明显的全身症状，而主要有打喷嚏、流鼻涕等症状。

喉咙痛

——喉咙后边有粗糙或者刺痛的感觉，让人不舒服，尤其在吞咽时更明显

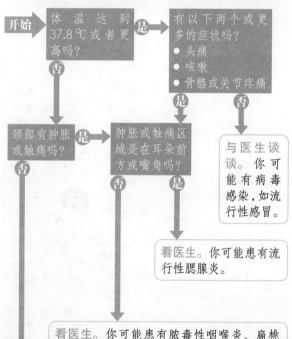

转下页

↓ 续上页

有鼻塞或流涕吗？或者在打喷嚏？ —**是**→ 你可能是感冒了。

否

在喉咙开始疼痛之前是否吸烟或者喝了很多酒或者在一个烟雾弥漫的地方待过（如酒吧）？ —**是**→ 与医生联系。吸烟或者是吸二手烟，或喝酒都可以导致喉咙发炎或咽炎。

否

声音嘶哑吗？或者失声了吗？ —**是**→ 查看图表"声音嘶哑或失声"。

否

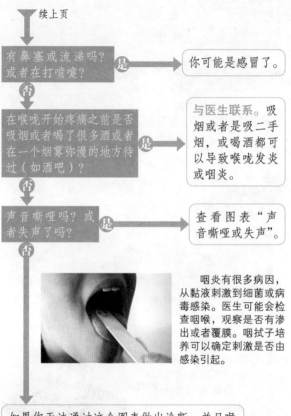

咽炎有很多病因，从黏液刺激到细菌或病毒感染。医生可能会检查咽喉，观察是否有渗出或者覆膜。咽拭子培养可以确定刺激是否由感染引起。

如果你无法通过这个图表做出诊断，并且喉咙痛持续超过2天的话，请去看医生。

头 疼
——头部轻度到重度的疼痛

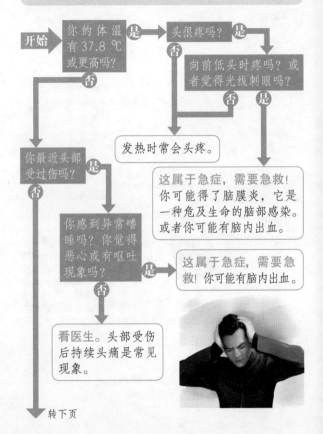

开始 → 你的体温有 37.8 ℃ 或更高吗？ —**是**→ 头很疼吗？ —**是**→

否↓

头很疼吗？ —**否**→ 向前低头时疼吗？或者觉得光线刺眼吗？ —**是**→

否↓

发热时常会头疼。

这属于急症，需要急救！你可能得了脑膜炎，它是一种危及生命的脑部感染。或者你可能有脑内出血。

你最近头部受过伤吗？ —**是**→ 你感到异常嗜睡吗？你觉得恶心或有呕吐现象吗？ —**是**→ 这属于急症，需要急救！你可能有脑内出血。

否↓

否↓

看医生。头部受伤后持续头痛是常见现象。

↓ 转下页

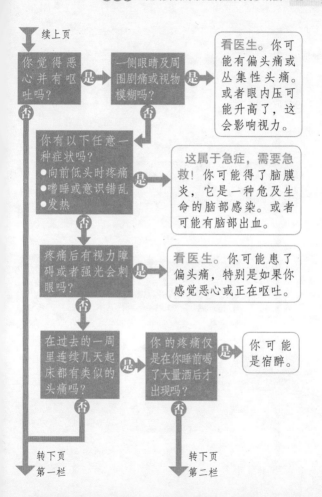

续上页

你觉得恶心并有呕吐吗？ — 是 → 一侧眼睛及周围剧痛或视物模糊吗？ — 是 → **看医生。**你可能有偏头痛或丛集性头痛。或者眼内压可能升高了，这会影响视力。

否 ↓ ｜ 否 ↓

你有以下任意一种症状吗？
● 向前低头时疼痛
● 嗜睡或意识错乱
● 发热
— 是 → 这属于急症，需要急救！你可能得了脑膜炎，它是一种危及生命的脑部感染。或者可能有脑部出血。

否 ↓

疼痛后有视力障碍或者强光会刺眼吗？ — 是 → **看医生。**你可能患了偏头痛，特别是如果你感觉恶心或正在呕吐。

否 ↓

在过去的一周里连续几天起床都有类似的头痛吗？ — 是 → 你的疼痛仅是在你睡前喝了大量酒后才出现吗？ — 是 → 你可能是宿醉。

否 ↓ ｜ 否 ↓

转下页
第一栏

转下页
第二栏

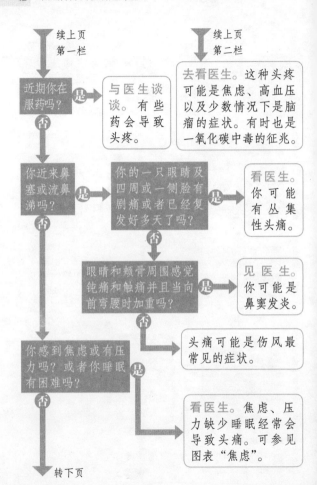

续上页第一栏

近期你在服药吗？ — **是** → 与医生谈谈。有些药会导致头疼。

续上页第二栏

去看医生。这种头疼可能是焦虑、高血压以及少数情况下是脑瘤的症状。有时也是一氧化碳中毒的征兆。

否

你近来鼻塞或流鼻涕吗？ — **是** → 你的一只眼睛及四周或一侧脸有剧痛或者已经复发好多天了吗？ — **是** → 看医生。你可能有丛集性头痛。

否

眼睛和颊骨周围感觉钝痛和触痛并且当向前弯腰时加重吗？ — **是** → 见医生。你可能是鼻窦发炎。

否

头痛可能是伤风最常见的症状。

否

你感到焦虑或有压力吗？或者你睡眠有困难吗？ — **是** → 看医生。焦虑、压力缺少睡眠经常会导致头痛。可参见图表"焦虑"。

否

转下页

续上页

当你在阅读或做像缝纫那样凑近的工作时会头疼吗？

是 → 颈部肌肉紧张会导致紧张性头疼。如果你戴眼镜，你可能需要重配一副。

否

在你头痛开始之前的12小时内有以下任何一件事情发生吗？
● 你在强光下曝晒
● 你是在密闭、充满烟雾和嘈杂的环境里
● 你喝了比平时多的酒
● 你少吃一顿饭

是 → 这些因素常会导致头疼。

否

如果你无法通过这个图表做出诊断，并且你的头痛持续了整晚或者引起了其他症状，请去看医生。

如果你的头痛在不断恶化
立即去看医生。如果你早晨醒来时头痛，并且在一整天内不断加剧，特别是你不觉得恶心却有呕吐现象时，可能是脑瘤的征兆。

声音嘶哑或失声
——声音不正常的沙哑

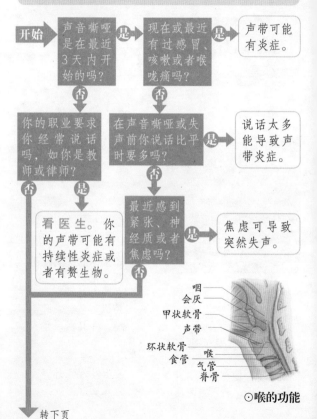

开始 → 声音嘶哑是在最近3天内开始的吗？ —**是**→ 现在或最近有过感冒、咳嗽或者喉咙痛吗？ —**是**→ 声带可能有炎症。

↓**否**

你的职业要求你经常说话吗，如你是教师或律师？

在声音嘶哑或失声前你说话比平时要多吗？ —**是**→ 说话太多能导致声带炎症。

↓**否**

↓**是**

看医生。你的声带可能有持续性炎症或者有赘生物。

最近感到紧张、神经质或者焦虑吗？ —**是**→ 焦虑可导致突然失声。

↓**否**

↓**否**

咽
会厌
甲状软骨
声带
环状软骨 喉
食管
气管
脊骨

⊙**喉的功能**

↓

转下页

续上页

你酒量一直很大吗？ — **是** → 过量喝酒可导致声带炎症。

否

你吸烟吗？或者在烟雾弥漫的地方待过吗（如酒吧）？ — **是** → 看医生。吸烟可导致声带炎症。另外，吸烟也可导致癌症。

否

你有以下2个或2个以上的症状吗？
● 对冷天气敏感
● 皮肤或头发干燥
● 无法解释的体重增加
● 无法解释的疲劳
— **是** → 看医生。可能是你的甲状腺功能低下。

否

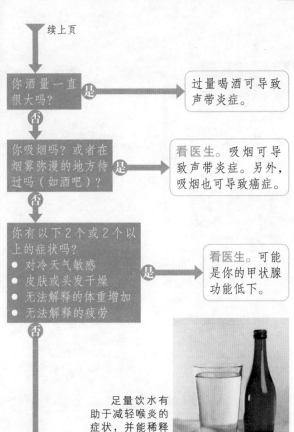

足量饮水有助于减轻喉炎的症状，并能稀释喉内黏液，使其易于排出。

转下页

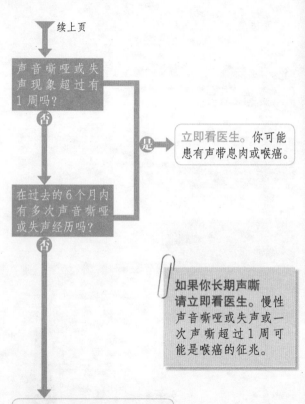

续上页

声音嘶哑或失声现象超过有1周吗？

否

是 → 立即看医生。你可能患有声带息肉或喉癌。

在过去的6个月内有多次声音嘶哑或失声经历吗？

否

如果你长期声嘶请立即看医生。慢性声音嘶哑或失声或一次声嘶超过1周可能是喉癌的征兆。

如果你无法通过这个图表做出诊断并且声音嘶哑现象持续超过1周，请去看医生。

眼睛疼痛

——眼睛或眼睛周围持续或间歇性疼痛

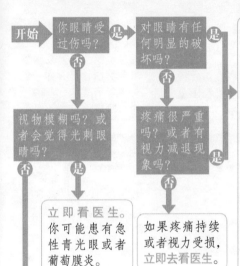

开始 → 你眼睛受过伤吗？ —**是**→ 对眼睛有任何明显的破坏吗？ —**是**→

否 ↓

视物模糊吗？或者会觉得光刺眼睛吗？

否 ↓

是 ↓

立即看医生。你可能患有急性青光眼或者葡萄膜炎。

疼痛很严重吗？或者有视力减退现象吗？

否 ↓

如果疼痛持续或者视力受损，立即去看医生。

是 →

这属于急症，需要急救！立即拨打120或当地的急救电话，或者找人把你送到最近的医院急诊部。对眼睛的任何损伤都需要得到及时医学救护。

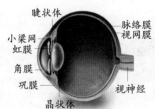

睫状体
小梁网
虹膜
角膜
巩膜
脉络膜
视网膜
晶状体
视神经

眼内的房水在虹膜的房角正常循环，当这些房角被封闭时就会发生青光眼。眼内压增加可以挤压视神经引起失明。

↓ 转下页

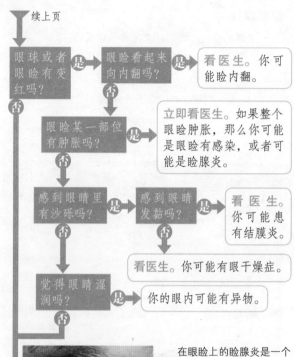

续上页

眼球或者眼睑有变红吗？ —**是**→ 眼睑看起来向内翻吗？ —**是**→ 看医生。你可能睑内翻。

否

眼睑某一部位有肿胀吗？ —**是**→ 立即看医生。如果整个眼睑肿胀，那么你可能是眼睑有感染，或者可能是睑腺炎。

否

感到眼睛里有沙砾吗？ —**是**→ 感到眼睛发黏吗？ —**是**→ 看医生。你可能患有结膜炎。

否

看医生。你可能有眼干燥症。

否

觉得眼睛湿润吗？ —**是**→ 你的眼内可能有异物。

否

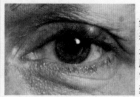

在眼睑上的睑腺炎是一个红色肿块，与红色丘疹或疖子差不多，通常充满脓液。睑腺炎是由睫毛根部的油脂腺感染所引起的，通常是葡萄球菌，它从眼睑的皮肤进入到睫毛毛囊，从而引发感染。

转下页

续上页

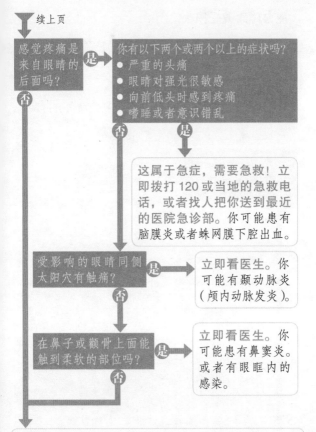

感觉疼痛是来自眼睛的后面吗？ —**是**→ 你有以下两个或两个以上的症状吗？
- 严重的头痛
- 眼睛对强光很敏感
- 向前低头时感到疼痛
- 嗜睡或者意识错乱

否 ↓ ↓ **是**

这属于急症，需要急救！立即拨打 120 或当地的急救电话，或者找人把你送到最近的医院急诊部。你可能患有脑膜炎或者蛛网膜下腔出血。

受影响的眼睛同侧太阳穴有触痛？ —**是**→ 立即看医生。你可能有颞动脉炎（颅内动脉发炎）。

否 ↓

在鼻子或颧骨上面能触到柔软的部位吗？ —**是**→ 立即看医生。你可能患有鼻窦炎。或者有眼眶内的感染。

否 ↓

如果你无法通过这个图表做出诊断，**请去看医生。**

视力障碍或受损

——视力出现问题，包括模糊不清、复视、散光或飞蚊症

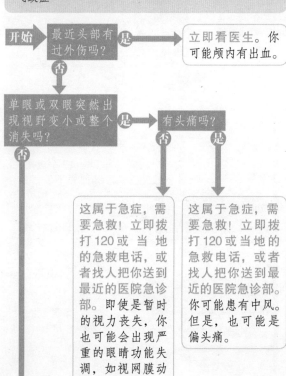

开始 → 最近头部有过外伤吗？ — **是** → 立即看医生。你可能颅内有出血。

否 ↓

单眼或双眼突然出现视野变小或整个消失吗？ — **是** → 有头痛吗？

否 ↓

有头痛吗？ — **否** ↓ / **是** ↓

（否）这属于急症，需要急救！立即拨打120或当地的急救电话，或者找人把你送到最近的医院急诊部。即使是暂时的视力丧失，你也可能会出现严重的眼睛功能失调，如视网膜动脉闭塞症。

（是）这属于急症，需要急救！立即拨打120或当地的急救电话，或者找人把你送到最近的医院急诊部。你可能患有中风。但是，也可能是偏头痛。

↓ 转下页

续上页

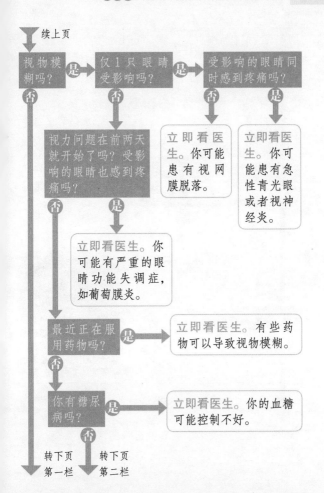

视物模糊吗？ —是→ 仅1只眼睛受影响吗？ —是→ 受影响的眼睛同时感到疼痛吗？

否↓ 否↓ 否↓ 是↓

视力问题在前两天就开始了吗？受影响的眼睛也感到疼痛吗？

立即看医生。你可能患有视网膜脱落。

立即看医生。你可能患有急性青光眼或者视神经炎。

否↓ 是↓

立即看医生。你可能有严重的眼睛功能失调症，如葡萄膜炎。

最近正在服用药物吗？ —是→ 立即看医生。有些药物可以导致视物模糊。

否↓

你有糖尿病吗？ —是→ 立即看医生。你的血糖可能控制不好。

否↓

转下页
第一栏

转下页
第二栏

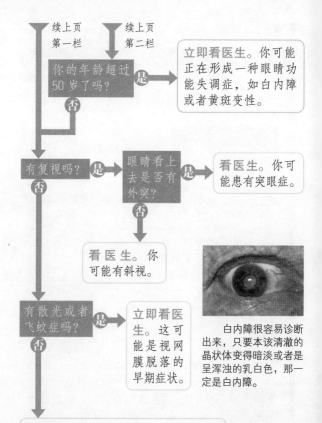

续上页
第一栏

续上页
第二栏

你的年龄超过
50岁了吗？

是 → **立即看医生。**你可能
正在形成一种眼睛功
能失调症，如白内障
或者黄斑变性。

否

有复视吗？

是 → 眼睛看上
去是否有
外突？

是 → **看医生。**你可
能患有突眼症。

否

否

看 医 生。你
可能有斜视。

有散光或者
飞蚊症吗？

是 → **立即看医
生。**这可
能是视网
膜脱落的
早期症状。

否

白内障很容易诊断
出来，只要本该清澈的
晶状体变得暗淡或者是
呈浑浊的乳白色，那一
定是白内障。

如果你无法通过这个图表做出诊断，
请去看医生。

耳 痛
——一侧或双侧耳朵疼痛

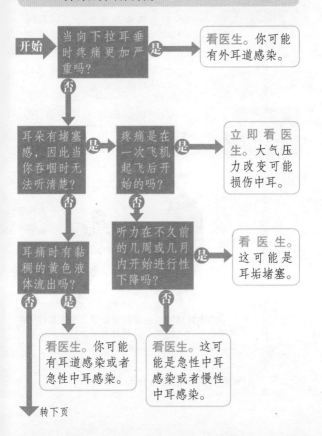

开始

当向下拉耳垂时疼痛更加严重吗？

是 → **看医生。** 你可能有外耳道感染。

否 ↓

耳朵有堵塞感，因此当你吞咽时无法听清楚？

是 → 疼痛是在一次飞机起飞后开始的吗？

是 → **立即看医生。** 大气压力改变可能损伤中耳。

否 ↓

听力在不久前的几周或几月内开始进行性下降吗？

是 → **看医生。** 这可能是耳垢堵塞。

否 ↓

耳痛时有黏稠的黄色液体流出吗？

否 ↓

是 ↓

看医生。 你可能有耳道感染或者急性中耳感染。

否 ↓

看医生。 这可能是急性中耳感染或者慢性中耳感染。

↓ **转下页**

续上页

你感冒了吗？ **是** →

如果疼痛严重的话，去看医生；你可能有中耳感染。耳痛是累及上呼吸道的感冒的一个常见症状，当感冒消除后耳痛也就消失了。

否

同时有牙龈、颌部、颈部疼痛吗？ **是** →

看医生或者看牙科医生。牙齿或牙龈问题经常导致耳痛。颈部肌肉拉伤或撕裂也可以导致耳痛。

否

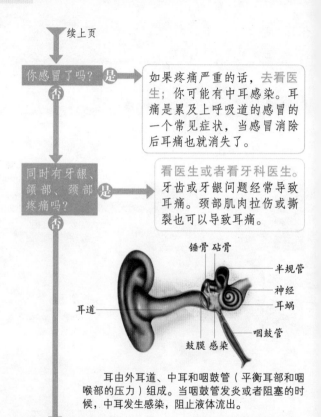

耳由外耳道、中耳和咽鼓管（平衡耳部和咽喉部的压力）组成。当咽鼓管发炎或者阻塞的时候，中耳发生感染，阻止液体流出。

如果你无法通过这个图表做出诊断，请去看医生。

耳 鸣

——外界所没有的而仅有你能听到的声音（如铃声、嗡嗡声、嘶嘶声）

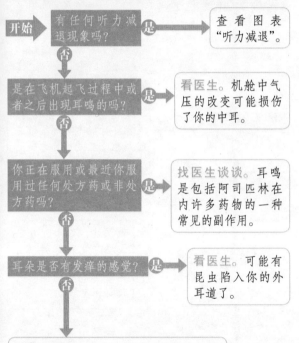

开始

有任何听力减退现象吗？ —是→ 查看图表"听力减退"。

否↓

是在飞机起飞过程中或者之后出现耳鸣的吗？ —是→ 看医生。机舱中气压的改变可能损伤了你的中耳。

否↓

你正在服用或最近你服用过任何处方药或非处方药吗？ —是→ 找医生谈谈。耳鸣是包括阿司匹林在内许多药物的一种常见的副作用。

否↓

耳朵是否有发痒的感觉？ —是→ 看医生。可能有昆虫陷入你的外耳道了。

否↓

如果你无法通过这个图表做出诊断，请去看医生。

听力减退

——单侧或双侧耳朵的听觉受损

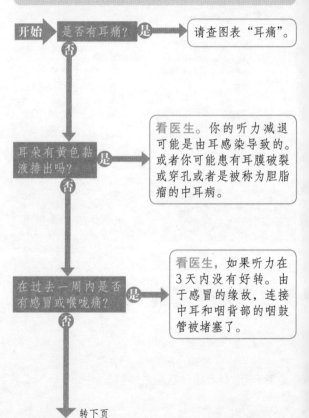

开始 → 是否有耳痛? — 是 → 请查图表"耳痛"。

否 ↓

耳朵有黄色黏液排出吗? — 是 → 看医生。你的听力减退可能是由耳感染导致的。或者你可能患有耳膜破裂或穿孔或者是被称为胆脂瘤的中耳病。

否 ↓

在过去一周内是否有感冒或喉咙痛? — 是 → 看医生,如果听力在3天内没有好转。由于感冒的缘故,连接中耳和咽背部的咽鼓管被堵塞了。

否 ↓

转下页

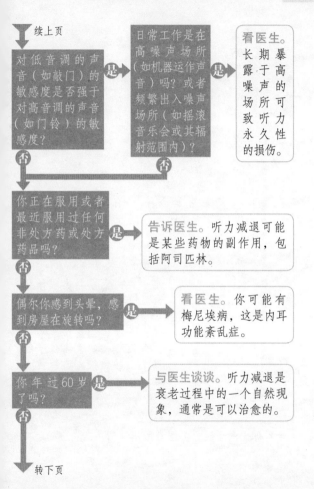

续上页

对低音调的声音（如敲门）的敏感度是否强于对高音调的声音（如门铃）的敏感度？

是 → 日常工作是在高噪声场所（如机器运作声音）吗？或者频繁出入噪声场所（如摇滚音乐会或其辐射范围内）？

是 → **看医生。**长期暴露于高噪声场所的可致听力永久性的损伤。

否

你正在服用或者最近服用过任何非处方药或处方药品吗？

是 → **告诉医生。**听力减退可能是某些药物的副作用，包括阿司匹林。

否

偶尔你感到头晕，感到房屋在旋转吗？

是 → **看医生。**你可能有梅尼埃病，这是内耳功能紊乱症。

否

你年过60岁了吗？

是 → **与医生谈谈。**听力减退是衰老过程中的一个自然现象，通常是可以治愈的。

否

转下页

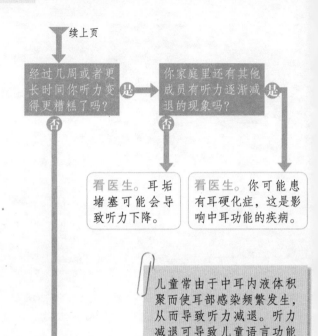

续上页

经过几周或者更长时间你听力变得更糟糕了吗？ — 是 → 你家庭里还有其他成员有听力逐渐减退的现象吗？

否

否

是

看医生。耳垢堵塞可能会导致听力下降。

看医生。你可能患有耳硬化症，这是影响中耳功能的疾病。

儿童常由于中耳内液体积聚而使耳部感染频繁发生，从而导致听力减退。听力减退可导致儿童语言功能发育迟缓。如果你孩子经常发生耳感染，请带他去做听力评估。

如果你无法通过这个图表做出诊断，请去看医生。

口 臭

——暂时的或持久性的腐臭气味

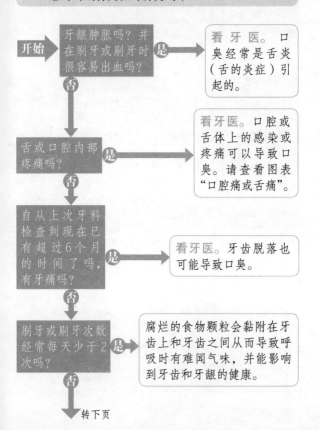

开始 → 牙龈肿胀吗？并在刷牙或剔牙时很容易出血吗？ —**是**→ 看牙医。口臭经常是舌炎（舌的炎症）引起的。

↓**否**

舌或口腔内部疼痛吗？ —**是**→ 看牙医。口腔或舌体上的感染或疼痛可以导致口臭。请查看图表"口腔痛或舌痛"。

↓**否**

自从上次牙科检查到现在已有超过6个月的时间了吗，有牙痛吗？ —**是**→ 看牙医。牙齿脱落也可能导致口臭。

↓**否**

刷牙或剔牙次数经常每天少于2次吗？ —**是**→ 腐烂的食物颗粒会黏附在牙齿上和牙齿之间从而导致呼吸时有难闻气味，并能影响到牙齿和牙龈的健康。

↓**否**

转下页

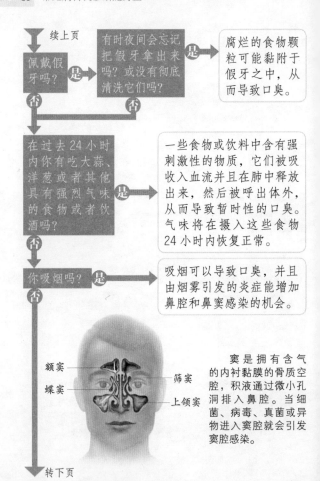

续上页

佩戴假牙吗？ —是→ 有时夜间会忘记把假牙拿出来吗？或没有彻底清洗它们吗？ —是→ 腐烂的食物颗粒可能黏附于假牙之中，从而导致口臭。

否↓ 否↓

在过去24小时内你有吃大蒜、洋葱或者其他具有强烈气味的食物或者饮酒吗？ —是→ 一些食物或饮料中含有强刺激性的物质，它们被吸收入血流并且在肺中释放出来，然后被呼出体外，从而导致暂时性的口臭。气味将在摄入这些食物24小时内恢复正常。

否↓

你吸烟吗？ —是→ 吸烟可以导致口臭，并且由烟雾引发的炎症能增加鼻腔和鼻窦感染的机会。

否↓

额窦
蝶窦
筛窦
上颌窦

窦是拥有含气的内衬黏膜的骨质空腔，积液通过微小孔洞排入鼻腔。当细菌、病毒、真菌或异物进入窦腔就会引发窦腔感染。

转下页

续上页

体温达到37.8℃或者更高吗？或者你经常喉咙痛吗？ **是** →

看医生。有时发热时会出现口臭。请查看图表"发热"。对于2岁以下的儿童可查看图表"婴幼儿发热"。2～12岁的儿童可查看图表"儿童发热"。有些人的扁桃体上有微囊，使细菌在那里蓄积，从而导致慢性扁桃体炎。

否

有持久性的能产生腐臭性黏液的咳嗽吗？ **是** →

看医生。你可能患有支气管扩张。

否

你用嘴呼吸吗？ **是** →

与医生或牙医谈谈。长期经口呼吸可以使唾液干涸，从而适合细菌生长，引起口臭。

否

如果你的口臭持续存在，请去看医生或牙医。

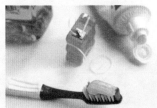

保持良好的口腔卫生和定期口腔检查是预防口臭的必要措施。

牙 痛

——一侧或双侧耳朵疼痛

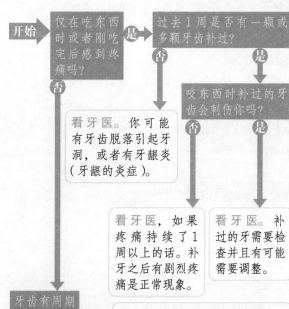

开始 → 仅在吃东西时或者刚吃完后感到疼痛吗？

是 → 过去 1 周是否有一颗或多颗牙齿补过？

否 ↓

是 ↓

咬东西时补过的牙齿会刺伤你吗？

否 ↓　　是 ↓

看牙医。 你可能有牙齿脱落引起牙洞，或者有牙龈炎（牙龈的炎症）。

看牙医， 如果疼痛持续了 1 周以上的话。补牙之后有剧烈疼痛是正常现象。

看牙医。 补过的牙需要检查并且有可能需要调整。

否 ↓

牙齿有周期性搏动性疼痛吗？

是 → **看牙医。** 可能是由于先前的牙脱落导致牙髓发炎所致。

否 ↓

 转下页

续上页

 牙痛持续吗？或者体温达到或超过37.8℃吗？

是 ➤ 立即看牙医。你可能有牙脓肿或严重的牙齿脱落。

否

如果牙痛很严重请打电话给你的牙医

如果牙痛有以下1个或多个特征时就需要紧急处理：
- 持续的疼痛
- 重度疼痛以致夜间无法入睡
- 伴有牙龈或面部肿胀
- 体温达到或超过37.8℃

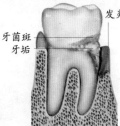

发炎的牙龈

牙菌斑
牙垢

如果你无法通过这个图表做出诊断，**请去看医生。**

躯干、四肢症状

背 痛

——背部持续性或间歇性的疼痛或强直

开始 → 疼痛是突然开始的吗？ —**是**→ 是从跌倒或其他背部损伤后出现的吗？

否

否 **是**

你有以下一种或以上的症状吗？
● 膀胱或肠失控
● 移动肢体困难
● 肢体麻木或有麻刺感

否 **是**

去看医生，如果疼痛加剧或持续 3 天以上。你的背疼可能是因为擦伤或者肌肉痉挛。

你需要急救！立即拨打 120 或当地的急救电话，或者让人把你送到最近医院的急诊室。你可能有脊髓损伤。

转下页
第一栏

转下页
第二栏

续上页 续上页
第一栏 第二栏

你最近举过重物或做过剧烈运动或其他扭伤背部的活动吗？

└─ 是 ─→ 疼痛放散到大腿后侧了吗？ ─ 是 ─→ **看医生。**你可能有椎间盘突出引起的坐骨神经痛（坐骨神经受到压迫）。

否 ↓

疼痛仅局限在背部的一个小范围内吗？ ─ 是 ─→ 你可能是由劳损引起的下背部疼痛。或者你可能有骨关节炎。

否 ↓

你是60岁以上的妇女并且最近几周是在床上或轮椅上度过的吗？ ─ 是 ─→ 在脊柱某地方有尖锐疼痛吗？ ─ 是 ─→ **立即看医生。**你可能有由骨质疏松引起的椎骨骨折（压缩性骨折）。

否 ↓   否 ↓

看医生，如果疼痛持续了3天以上。你可能是背部某些肌肉劳损。

转下页

续上页

你的体温达到 37.8 ℃ 或更高吗？ → **是** → 立即看医生。你可能有严重的肾脏感染病如急性肾盂肾炎，或者你可能有硬脑膜外脓肿。

否

疼痛主要在下背部吗？ → **是** → 疼痛放散到大腿后侧了吗？ → **是** → 你可能有椎间盘突出引起的坐骨神经痛（坐骨神经受到压迫）。

否

否

你怀孕超过 4 个月了吗？ → **是** → 怀孕期间下背部是正常现象。参见图表"背痛"。

否

根据本书身体质量指数表，你超重了吗？ → **是** → 体重过重会导致背部肌肉劳损。减重会减轻背部的劳损。

否

转下页

续上页

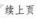

体重过重会导致背部肌肉劳损。减重会减轻背部的劳损。 **是**

你有其他关节疼痛吗，如髋关节、膝关节、踝关节？

否 **否** **是**

你可能有骨关节炎，或者你可能是做过某些活动伤到了背部。

是因为工作状况引起的背部劳损吗（如座椅与桌子高度比例不当或弓着背看电脑屏幕）？ **是**

劳损和姿势不当经常会引起背痛。

否

如果你无法通过这个图表做出诊断，请去看医生。

胸 痛
——在颈部和胸廓底部之间发生的任何疼痛

开始 疼痛是呈压迫性或者挤压性吗？或是从胸部发散到身体其他部位（如胸骨、上腹部、下颚、颈部或者手臂）吗？

否   是

你是第一次有这样的胸痛吗？

是

否

这属于急症，需要急救！立即拨打120或当地的急救电话，或者找人把你送到最近的医院急诊部。你可能是心脏病发作。

这种疼痛像心脏病发作前的症状吗？

是

否

这属于急症，需要急救！立即拨打120或当地的急救电话，或者找人把你送到最近的医院急诊部。

转下页

续上页

你感觉呼吸短促吗？ —**是**→ 你最近有手术、外伤或者其他疾病要求你卧床休息吗？ —**是**→ 这属于急症，需要急救！立即拨打120或当地的急救电话，或者找人把你送到最近的医院急诊部。你可能是肺部有血栓。

否

否

你有咳嗽或者体温达到37.8℃或以上吗？ —**是**→ 立即看医生。你可能患有急性支气管炎或者肺炎。

否

立即看医生。你可能有肺萎陷。

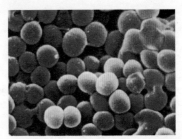

金黄色葡萄球菌是肺炎的一种病原菌，它可以感染肺泡囊并威胁患者生命。

转下页

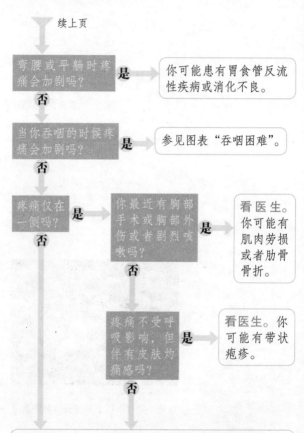

续上页

弯腰或平躺时疼痛会加剧吗？ → **是** → 你可能患有胃食管反流性疾病或消化不良。

↓ **否**

当你吞咽的时候疼痛会加剧吗？ → **是** → 参见图表"吞咽困难"。

↓ **否**

疼痛仅在一侧吗？ → **是** → 你最近有胸部手术或胸部外伤或者剧烈咳嗽吗？ → **是** → 看医生。你可能有肌肉劳损或者肋骨骨折。

↓ **否**

疼痛不受呼吸影响，但伴有皮肤灼痛感吗？ → **是** → 看医生。你可能有带状疱疹。

↓ **否**

如果你无法通过这个图表做出诊断，请去看医生。

腹 痛

——胸廓底部和腹股沟之间出现疼痛。2 ~ 12 岁儿童请参看图表"儿童腹痛"

开始 → 过去有类似的腹痛吗? →**是**→ 请参看图表"复发性腹痛"。

↓**否**

疼痛严重吗? →**是**→ 你有以下一个或多个症状吗?
- 呕吐
- 腹部肿胀或一触即痛
- 体温超过 37.8℃

→**是**→ 这属于急症,需要急救! 立即拨打 120 或当地的急救电话,或者找人把你送到最近的医院急诊部。你可能有危险的疾病,如肠梗阻或阑尾炎。

↓**否**（疼痛严重吗?）

↓**否**（症状框）

有腹泻吗? →**是**→ 看医生。可能是食物中毒、胃肠炎或炎症性肠病。

↓**否**

转下页

续上页

是先背部小面积疼痛然后转移到腹股沟的吗？ —是→ 体温达到或超过 37.8℃？ —是→

否↓

否↓

看医生。可能是肾脏感染。

看医生。可能是肾脏疾病，如肾结石。

是下腹部疼痛吗？ —是→ 你是一名育龄妇女吗？ —是→ 参见图表"女性骨盆痛"。

否↓

否↓

你有便秘或者在最近的 24 小时内排出的气较往常多吗？ —是→ 如果疼痛持续超过 3 个小时去看医生。你的肠道可能对你饮食的改变不适应，产生了反应。

否↓

如果你无法通过这个图表做出诊断，请去看医生。

转下页

续上页

疼痛会从你的右侧胸廓边缘向外扩散吗？ **是** ➔ 看医生。你可能得了胆囊疾病如胆结石或者胆囊炎。

否

你仅有一侧出现灼痛感，并且在疼痛部位的皮肤有触痛吗？ **是** ➔ 看医生。你可能有带状疱疹。

否

在疼痛开始前，你喝了许多酒或者吃了油腻的或辛辣的食物了吗？ **是** ➔ 去看医生，如果疼痛持续超过 24 小时。有些食物能让胃不舒服，酒精会刺激胃黏膜。

否

如果你无法通过这个图表做出诊断，**请去看医生。**

复发性腹痛

——腹痛时发时止。2～12岁的儿童请参见图表"儿童腹痛"

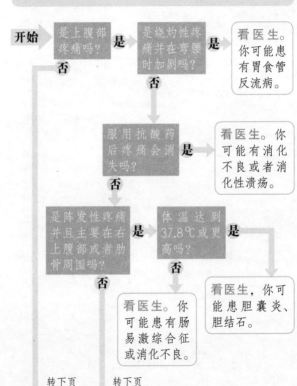

转下页
第一栏

转下页
第二栏

续上页　　续上页
第一栏　　第二栏

你食欲下降，或体重明显下降无明显原因（10周内减掉了4.5千克以上）吗？ —— **是** →

立即看医生。你可能患有胃癌或者结肠癌，尤其是如果你的年龄超过了40岁。

否 ↓

如果你无法通过这个图表做出诊断，**请去看医生。**

疼痛主要在下腹部吗？ —— **是** → 你有腹泻吗？ —— **是** →

否 ↓　　　　　　　　　　**否** ↓

你是有龄期妇女吗？ —— **是** →

参见图表"女性骨盆痛"。

否 ↓

立即去看医生。你可能患有憩室病。也有可能是你患有结肠癌。

转下页

续上页

你感觉不舒服，或者体温达到了 37.8℃或更高吗？ **是** → 你的大便中有血或脓液吗？

否

否   **是**

立即去看医生。你可能患有憩室病。也有可能是你患有结肠癌。

去看医生。你可能患有炎症性肠病，如克罗恩病或溃疡性结肠炎。

如果你有复发性的腹痛，立即去看医生。
反复发作的上腹痛并伴有食欲下降或体重迅速减轻，可能是胃癌的征兆。反复发作的下腹痛伴随有排便习惯改变或直肠出血，可能是结肠癌的征兆。

看医生。你可能患有炎症性肠病，比如克罗恩病。

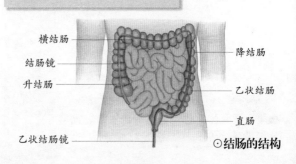

横结肠
结肠镜
升结肠
乙状结肠镜
降结肠
乙状结肠
直肠

⊙**结肠的结构**

痛性痉挛

——不随意的伴有疼痛的肌肉（除了腹部肌肉）收缩。对于腹部痉挛，参见图表"腹痛"

开始 你在睡觉的时候会发生痉挛吗？ —**是**→ 在晚上睡觉时发生痉挛是正常现象。

↓**否**

你是否连续几个小时都呆在很热的地方，并且出现虚弱、多汗、皮肤湿冷、心率过快和呼吸急促等症状呢？ —**是**→ 这属于急症，需要急救！立即拨打120或当地的急救电话，或者找人把你送到最近的医院急诊部。你可能是心力衰竭。

↓**否**

痉挛是否是在剧烈运动中或运动后发生的？ —**是**→ 痉挛可能是由于肌肉用力过猛所致。不过，如果当你行走时腿部多次出现痉挛，那可能是你有循环系统疾病，如动脉粥样硬化。

↓**否**

在痉挛发生之前你采取的坐姿是否很不舒服？ —**是**→ 痉挛可能是肌肉紧张造成的。

↓**否**

如果你无法通过这个图表做出诊断并且痉挛还继续存在的话，请去看医生。

颈部疼痛与僵硬

——颈部疼痛或者不适或者无力移动

开始 → 疼痛是在 24 小时内产生的吗？ —**是**→ 你有下列一种或多种症状吗？
- 剧烈头痛
- 恶心或呕吐
- 眼睛对强光敏感
- 嗜睡或意识错乱
- 发热

否 ↓

否 ↓

在过去 1~2 天内是否突然晃动过颈部？

否 ↓   **是** →

是 ↓

此后你是否感到一侧手臂或腿难以控制？ —**是**→

否

这属于急症，需要急救！立即拨打 120 或当地的急救电话，或者找人把你送到最近的医院急诊部。你可能是脊髓受损。

这属于急症，需要急救！立即拨打 120 或当地的急救电话，或者找人把你送到最近的医院急诊部。你可能患有脑膜炎。或者你可能是脑出血。

转下页 转下页 转下页
第一栏 第二栏 第三栏

续上页 续上页 续上页
第一栏 第二栏 第三栏

疼痛是否剧烈，或当你转动头部时是否感到肩部或胳膊有放射性疼痛？ **是** → 看医生。可能是椎间盘移位了。

否

看医生。你可能有肌肉拉伤。

在颈后部或一侧是否有隆起或肿块？ **是** → 看医生。可能是淋巴结增大。

否

是否在早晨醒来时感到颈部僵硬，而睡前感觉良好？ **是** → 如果你的颈部2个小时后仍然疼痛的话，去看医生。你可能是睡姿不良或牵拉引起了严重的肌肉痛性痉挛。参见图表"痛性痉挛"。

否

转下页

续上页

几个月来，疼痛或僵硬是否越来越严重？ → **是** → 你的手臂或手是否有麻木或麻刺感，或者你的年龄是否超过 50 岁？

否

否　　　　　　　　**是**

看医生。你的颈部关节可能有问题。或者你可能有神经性疾病，如腕管综合征。

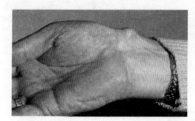

某些疾病如腱鞘囊肿能诱发腕管综合征。关节异常肿大而压迫神经。

如果你无法通过这个图表做出诊断并且病情已持续超过 24 小时，请去看医生。

手臂或手疼痛

——手臂、肘、手腕或手疼痛。对于肩部疼痛参见图表"肩部疼痛"

开始 → 疼痛是在受伤后立即开始的吗？ —**是**→ 疼痛严重吗？ —**是**→

↓**否**

↓**否**

去看医生（以排除骨折）。可能是肌肉、肌腱或韧带拉伤了。

立即去看医生。可能是骨断裂或关节脱位（尤其是当受伤部位看起来有点畸形时），或者是肌肉或肌腱有严重的拉伤或撕裂。

疼痛是否沿着上臂延伸到腕部？ —**是**→ 疼痛是否在活动后开始，休息几分钟后消失？ —**是**→ 立即去看医生，特别是当你也感到胸部疼痛时。你的疼痛可能是心绞痛。

↓**否**

↓**否**

↓

转下页

续上页

疼痛是否是在活动后加剧，休息后缓解吗？ —**是**→ 指甲附近的关节看起来有肿胀吗？ —**是**→ 看医生。你可能患有骨关节炎。

否

否

在泡热水澡或淋浴后，疼痛有所缓解吗？ —**是**→ 看医生。你可能患有骨关节炎或者风湿性关节炎。

否

早上是否有僵硬感并持续1小时以上？ —**是**→ 指关节附近的关节是否有肿胀？ —**是**→ 看医生。你可能患有风湿性关节炎。

否

否

是否只有手和手指有麻木或麻刺感？ —**是**→ 看医生。你可能患有腕管综合征。或者你有与糖尿病相关的神经疾病。

否

转下页

续上页

手臂或手是否感到麻木或麻刺感？ —是→ 看医生。你可能患有影响颈部关节的疾病，特别是当你感到颈部僵硬时。

否

疼痛是否位于肘、腕或指关节处？ —是→ 疼痛伴有红肿吗？ —是→ 是否只有一个关节受累？

否　　　　　　　　　　否　是

否

手或手指是否会先变白再变蓝然后又变红，特别是在寒冷时？

体温是否达到37.8℃或更高，或者最近感到身体不适？

否　　　　　是

否　是

看医生。你可能患有滑囊炎或者痛风或假性痛风。

立即去看医生。你可能有关节感染病。

看医生。你可能患有雷诺病。

转下页　转下页
第一栏　第二栏

续上页
第一栏

续上页
第二栏

你是否有晨僵，并持续1小时以上？ **是** → 指关节附近是否有肿胀？ **是** → **看医生。** 你可能患有风湿性关节炎。

否

否

疼痛是否只在你弯曲手臂或手或者以某种方式使用时发生，或仅在做某项活动如使用电脑时发生？ **是** → **看医生。** 你可能是肌腱有炎症。

否

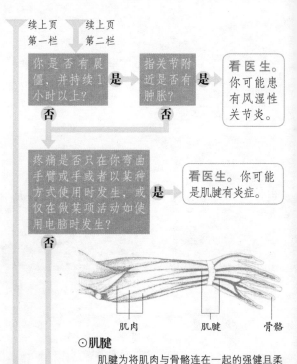

肌肉　　　肌腱　　　骨骼

⊙肌腱

　　肌腱为将肌肉与骨骼连在一起的强健且柔韧的条状或带状组织。肌腱主要由成束的胶原纤维（一种纤维状蛋白质）构成，并含有少量血管。

如果你无法通过这个图表做出诊断，**请去看医生。**

腿 痛

——大腿或腓肠肌上出现的间歇或持续性疼痛

开始 → 腿部肌肉是否会突然紧绷疼痛，几分钟后又恢复正常？ —**是**→ 参见图表"痛性痉挛"。

↓**否**

疼痛是在跌倒或外伤后立即产生的吗？ —**是**→ 受伤的腿能行走吗？ —**是**→ **看医生。**可能是肌肉、韧带或肌腱拉伤了。

↓**否** （受伤的腿能行走吗？下方）↓**否**

立即去看医生。可能是骨折或者肌肉、肌腱有严重撕裂伤。

（疼痛是在跌倒或外伤后立即产生的吗？）↓**否**

疼痛是否会放散到腿的后侧，特别是当你咳嗽或用力时？ —**是**→ **看医生。**你可能患有椎间盘突出引起的坐骨神经痛（坐骨神经受到挤压）。

↓**否**

转下页

续上页

疼痛是否总是局限在腿部的某一处？ **是** → 体温是否达到37.8℃或更高，或者你寒战并感到不舒服？ **是** → 立即去看医生。你可能患有骨髓炎，这是一种常见于儿童的骨感染病。

否 ↓ ← **否**

两条腿都疼痛吗？或是有时脚踝会肿胀，特别是当长时间站立后？ **是** → 腿部静脉是否有扭曲、肿胀，或异常凸出？ **是** → 看医生。你可能患有静脉曲张。

否 ↓ ← **否**

与受伤的腿同侧的臀部疼痛或僵硬吗？ **是** → 看医生。你可能患有骨关节炎。

否 ↓

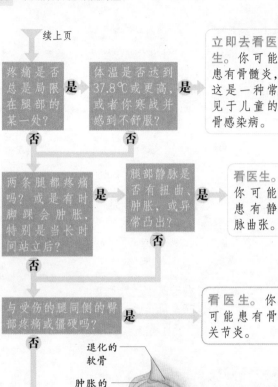

退化的软骨

肿胀的滑膜

这是骨关节炎患者的髋关节，肿胀的滑膜向外膨胀，光滑软骨退化并且磨损。

转下页

续上页

疼痛主要集中在腓肠肌吗？ **是** → 腓肠肌是否肿胀，走路时有疼痛吗？ **是** → 立即看医生。腿部可能有血栓。

否 ↓

否 ↓

是否仅有一条静脉发红发炎？ **是** → 立即看医生。你可能患有血栓性静脉炎。

否 ↓

腿痛是否在行走时发生，休息时消失？ **是** → 看医生。运动时腓肠肌疼痛，停止运动后立即消失可能是循环系统疾病的表现，如动脉粥样硬化。也可能是肌肉、韧带或肌腱拉伤。

否 ↓

在异常激烈运动后腿会疼痛吗？ **是** → 看医生。可能是肌肉、韧带或肌腱拉伤。

否 ↓

如果你无法通过这个图表做出诊断并且持续疼痛已超过 48 小时或越来越严重，请去看医生。

膝盖疼痛
——膝关节上或周围疼痛

开始 ➡ 膝盖在最近 24 小时内是否受过伤？ **是** ➡ 膝盖有变形吗，或者可以移动它吗？

否

否　　　　　　**是**

看医生。 你的膝盖可能有瘀伤或扭伤。或者是膝盖软骨或韧带被撕裂，特别是当膝盖有塌陷时。

立即看医生。 可能是骨折或膝关节脱位。

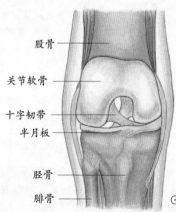

股骨

关节软骨

十字韧带

半月板

胫骨

腓骨

⊙膝关节正面图

转下页

续上页

膝盖是否红肿发热？ → **是** → 两个膝盖或其他关节（如指关节）都受到影响了吗？ → **是** → 体温达到 37.8℃ 或更高，或感觉身体不舒服吗？

否 ↓ （膝盖是否红肿发热？）

否 ↓ （两个膝盖……）

否 ↓ / **是** ↓ （体温达到 37.8℃……）

否：看医生。你可能患有风湿性关节炎。

是：立即看医生。你可能患有风湿性关节炎，但也可能是关节感染病。

体温达到 37.8℃ 或更高，或是最近感觉身体不舒服吗？

否 ↓ / **是** ↓

否：你可能患有滑囊炎，或痛风或假性痛风。

是：立即看医生。你可能患有关节感染病。或者你可能得了一种儿童较常见的骨感染病。

转下页

续上页

膝盖看起来有感染或者有塌陷吗？ **是** → 膝盖是否大部分时间都觉得痛？ **是** → 看医生。你可能患有骨关节炎。

否 ↓ **否** ↓

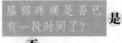

看医生。你的膝软骨可能有损伤。

膝部疼痛是否已有一段时间了？ **是** → 看医生。你可能患有骨关节炎。

否 ↓

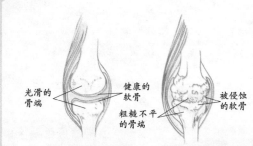

光滑的骨端　健康的软骨　粗糙不平的骨端　被侵蚀的软骨

⊙健康的关节　　⊙患骨关节炎的关节

如果你无法通过这个图表做出诊断，请去看医生。

肩部疼痛
——膝关节上或周围疼痛

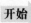**开始**

在过去 24 小时内肩部是否受过伤？ **是** → 肩部是否根本不能动或移动时非常疼痛，或者肩部看起来有些畸形？ **是** →

立即看医生。肩部可能有骨折或脱位。

否

否

看医生。可能是肌肉或韧带拉伤或撕裂了。

肩部疼痛是突然发生的吗？ **是** → 体温是否达到37.8℃或更高，或是最近感觉到身体不舒服？ **是** →

立即看医生。你可能染上风湿热，该病特别多见于儿童。或者你可能得了肌腱炎。

否

否

↓

转下页

续上页

其他关节如指关节有疼痛或红肿吗？ **是** → **看医生。** 你可能患有风湿性关节炎。

否

疼痛仅在活动手臂时产生吗？ **是** → 几周以来肩是否越来越痛和僵硬，你几乎已不能移动手臂？ **是** → **看医生。** 你可能是关节囊内壁有炎症或增厚。

否

否

疼痛是否在你对肩部施压或活动肩部时出现，而停止后又消失？ **是** → **看医生。** 你可能患有滑囊炎。

否

→ **立即看医生。** 肩疼可能是心绞痛引起的。

如果你无法通过这个图表做出诊断，请去看医生。

脚踝疼痛

——一只或两只脚踝上或周围疼痛

开始 → 疼痛是在受伤后发生的吗？ **是** → 踝部完全不能移动，或移动非常疼痛吗？

否

否 → 看医生。可能是韧带拉伤。

是 → 立即看医生。你可能有骨折。

处理扭伤或劳损：

1. 扭伤或劳损发生后，前24~48小时内，用冷布包或包裹有冰袋的布包敷在受伤区域表面（冷敷20分钟，然后拿开20分钟）以减少肿胀。

2. 用夹板固定损伤部位（如果是手腕、肘部或肩损伤），不要用损伤部位继续行走（如果是踝关节、脚或膝盖损伤）以减轻受伤部位承重。如果是脚或踝关节扭伤，用一条弹性绷带呈"8"字形包裹受伤的关节或肌肉。

3. 24小时后给扭伤或劳损部位热敷以加速愈合。

转下页

续上页

疼痛是否伴有红肿？ —**是**→ 两只脚跟或其他关节（如膝或指关节）有受到影响吗？ —**是**→ 体温是否达到37.8℃或更高，或是开始感觉到身体不适？

否↓ （疼痛是否伴有红肿？）

否↓ （两只脚跟或其他关节有受到影响吗？）

否↓ （体温是否达到37.8℃或更高）　**是**↓

体温是否达到37.8℃或更高，或是开始感觉到身体不适？ —**是**→ 立即看医生。你可能患有风湿性关节炎。或者也可能是关节感染。

看医生。你可能患有风湿性关节炎。

否↓

看医生。你可能患有痛风或假性痛风。

你的年龄是否超过50岁？ —**是**→ 看医生。你可能患有骨关节炎，或者痛风或假性痛风。

否↓

如果你无法通过这个图表做出诊断，请去看医生。

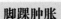

脚踝肿胀
——一只或两只脚踝肿胀或僵硬

开始 → 一只或两只脚踝有疼痛吗？ —**是**→ 参见图表"脚踝疼痛"。

否↓

只有一只脚踝肿胀吗？ —**是**→ 同侧的小腿有肿胀吗？或走路时同侧小腿感觉疼痛吗？ —**是**→ 立即看医生。可能是一条静脉里有血栓。

否↓　　　　　　　　　　　　　　　**否**↓

在过去6个月内脚踝受过伤吗？ —**是**→ 如果脚踝开始疼痛，请去看医生。脚踝部在受伤后的几个月里可能会不时肿胀。

否↓

去看医生。以查明肿胀的原因。

转下页

续上页

两只脚踝都有肿胀吗？ —**是**→ 你是否有进行性呼吸短促？ —**是**→ 看医生。你可能患有充血性心力衰竭。

否

否

脚踝处有红肿、发热和僵硬现象吗？ —**是**→ 看医生。你可能患有风湿性关节炎。

否

你是否已经连续站立或坐了几个小时？ —**是**→ 当肿胀持续超过48小时或感到身体虚弱时请去看医生。长时间站立或坐着时，脚踝肿胀是很正常的，特别是如果房间过暖或非常热的话。

否

你是否可能患有肾或肝方面的疾病？ —**是**→ 立即看医生。肾或肝脏的疾病如果没有得到治疗或控制会引起脚踝肿胀。

否

转下页第一栏　　转下页第二栏

续上页　　续上页
第一栏　　第二栏

你是女性吗？ ──**是**── 你是否已有 3 个多月的身孕了？ ──**是**── 立即看医生。尽管脚踝肿胀是怀孕期间的正常现象，但在怀孕晚期也可能是有生命危险的高血压的征兆。

否

你是否正在服用口服避孕药或皮质类固醇类药物？ ──**是**── 找医生谈谈。脚踝肿胀可能是口服避孕药或皮质类固醇类药物的副作用。

否

你是否快到月经期了，并且在月经期前脚踝是否经常肿胀？ ──**是**── 月经前脚踝肿胀是经前期综合征的一个常见症状。

否

如果你无法通过这个图表做出诊断，并且肿胀持续超过 48 小时或感到身体虚弱的话，请去看医生。

脚部疾病

——一只脚或两只脚的任一区域出现的疼痛、炎症或肿胀。参见图表"脚踝疼痛"和图表"脚踝肿胀"

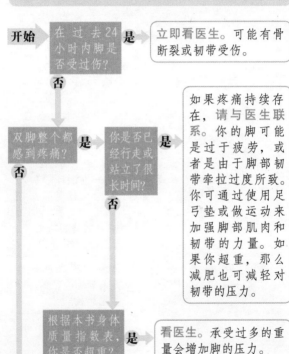

开始 → 在过去24小时内脚是否受过伤？

是 → 立即看医生。可能有骨断裂或韧带受伤。

否 ↓

双脚整个都感到疼痛？ **是** → 你是否已经行走或站立了很长时间？ **是** →

如果疼痛持续存在，请与医生联系。你的脚可能是过于疲劳，或者是由于脚部韧带牵拉过度所致。你可通过使用足弓垫或做运动来加强脚部肌肉和韧带的力量。如果你超重，那么减肥也可减轻对韧带的压力。

否 ↓ （双脚）

否 ↓ （行走/站立）

根据本书身体质量指数表，你是否超重？ **是** → 看医生。承受过多的重量会增加脚的压力。

否 ↓

转下页

续上页

疼痛是在行走或跑步后出现的吗？ —**是**→ 看医生。你的脚步可能有小骨断裂。或者你可能有神经肿胀现象，从而当你行走或跑步时，肿胀部分在两块骨头间摩擦引起疼痛。不过，如果当你行走时感到脚痛而停下后疼痛立即消失，那么你可能有循环系统方面的疾病，如动脉粥样硬化。

否↓

有一处或多处趾关节疼吗？ —**是**→ 疼痛伴有红肿现象吗？ —**是**→ 只有一个趾关节受到影响吗？

否↓ 　　　　　　**否**↓　　　　　　　　　　　　　**否**↓　　　　**是**↓

你的年龄是否超过50岁，并且脚踝、膝部或臀部也有疼痛？ —**是**→ 看医生。你可能患有骨关节炎。　　看医生。你可能患有痛风或假性痛风。

转下页

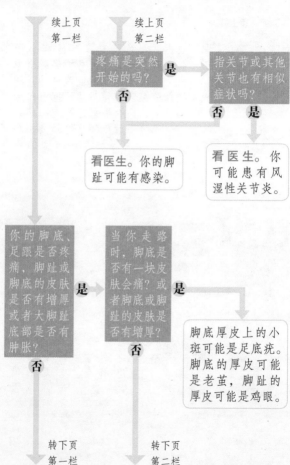

续上页
第一栏

续上页
第二栏

疼痛是突然开始的吗？ **是** → 指关节或其他关节也有相似症状吗？

否

否   **是**

看医生。你的脚趾可能有感染。

看医生。你可能患有风湿性关节炎。

你的脚底、足跟是否疼痛，脚趾或脚底的皮肤是否有增厚或者大脚趾底部是否有肿胀？ **是** → 当你走路时，脚底是否有一块皮肤会痛？或者脚底或脚趾的皮肤是否有增厚？ **是** →

脚底厚皮上的小斑可能是足底疣。脚底的厚皮可能是老茧，脚趾的厚皮可能是鸡眼。

否

否

转下页
第一栏

转下页
第二栏

续上页 续上页
第一栏 第二栏

脚底有红肿，或足跟疼痛，或大脚趾底部有肿胀吗？ **是** → 看医生。如果你的脚底疼痛，可能是由小伤口感染引起的，或者是脚底的纤维组织被撕裂了，这是足跟痛的常见原因。大脚趾底部有肿胀可能是大趾囊肿。

否

一只脚或两只脚有瘙痒吗？ **是** → 脚趾间的皮肤有发红、变软和脱皮现象吗？ **是** → 看医生。你可能有真菌感染如足癣。

否 **否**

如果你无法通过这个图表做出诊断，**请去看医生。**

皮肤症状

脱 发

——头发全部或部分变稀或脱落

开始 → 你的头发是整体变稀的吗？ **是** → 这种现象发生在发热后的 2~3 个月吗？ **是** →

否 ↓ **否** ↓

如果你担心脱发的话，请与医生联系。暂时性的脱发有时会发生在发热后的几个月内。但这种脱发会在几个月内恢复正常。

你当前正在服药吗？ **是** → 找医生谈谈。有些药物会造成暂时性脱发。

否 ↓

转下页第一栏

转下页第二栏

续上页 续上页
第一栏 第二栏

你是女性吗? —是→ 你的头发是在生产后的2~3个月内变稀的吗? —是→ 找医生谈谈。体内激素水平的改变会影响头发的生长。

否↓ 否↓

你前额发际线后移了吗?或者你头顶的头发变稀了吗? 你的脱发缓慢,持续了好几年了吗? —是→ ... —否→

否↓ 是↓

这是男性型脱发的症状,这种脱发可发生于任何年龄段的男性身上。

缓慢地掉发,尤其是在头顶,是衰老过程中的正常现象。

突然有一处或两处头皮光秃吗? —是→ **看医生。**对成年人来说,这种类型的脱发常常是由皮肤疾病或其他疾病引起的,如扁平苔藓或斑秃。对儿童来说,这可能是由真菌感染如癣菌病引起的。

否↓

转下页

续上页

你经常用下列技术来
做头发吗?
● 将头发扎地紧紧的
或梳成小辫子
● 拉直
● 电卷发或热卷发
● 漂洗或染发
● 烫发

是 ➡

如果头发变稀情况
持续存在,请去看医
生。所有这些技术对
头发都有伤害。改用
更为自然的发型,你
的头发会恢复正常。

否

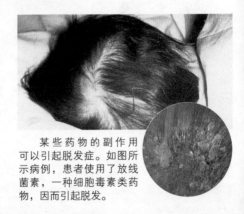

某些药物的副作用
可以引起脱发症。如图所
示病例,患者使用了放线
菌素,一种细胞毒素类药
物,因而引起脱发。

如果你无法通过这个图表做
出诊断,**请去看医生**。

瘙痒性斑和疹

——皮肤瘙痒并有褪色或隆起。对于2岁以下的儿童请参看图表"幼儿皮肤问题"

开始 你的体温达37.8℃或更高吗？ —是→ 参见图表"发热出疹"。

↓否

皮肤上有发红扁平或湿润的，并逐渐渗入周围皮肤中的皮疹吗？ —是→ 皮疹是发生在与新化妆品或者新衣服或首饰的接触部位吗？ —是→

↓否 ↓否

皮疹是发生在接触了对皮肤敏感的植物，如毒常青藤、毒橡树或毒漆树之后吗？ —是→ **看医生。**你可能患有接触性皮炎。

↓否

皮疹仅发生在身体某一部位如手、腿的背面，并且你一直在使用洗发水、清洁液、肥皂、泡沫剂或者其他能够刺激皮肤或者使皮肤干燥的物质吗？ —是→ **看医生。**你可能患有刺激性皮炎。

↓否

看医生。你可能患有某种皮炎。

转下页

续上页

皮疹外观光滑、隆起、呈淡红色的且边界清楚吗？ **是** ➡ 你可能有荨麻疹。

否

最近你开始服用药物吗？ **是** ➡ 与医生谈谈。有些药物可以引发瘙痒性的皮疹。

否

皮肤上有一个或者多个以环形向外扩散的红色带鳞屑的斑块吗？ **是** ➡ 看医生。你可能患有癣菌病，这是一种真菌感染。

否

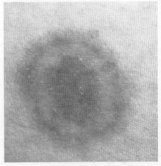

图上显示的是一个患金钱癣的患者病灶处的皮肤。

转下页

续上页

你有一个分布广泛的红色皮疹吗，它非常痒，尤其在夜间吗？ — **是** → 在你手腕上或手指之间有微小的灰白色线条或者像感染样的红色斑点吗？ — **是** →

否

看医生。 你可能有寄生虫感染，称作疥疮，尤其是如果你和患有疥疮的人有近距离身体接触，则更有可能。

否

在较小区域内，你有一个或多个隆起的红点吗？ — **是** → **看医生。** 你可能是被昆虫叮咬或蜇刺了。

否

如果你无法通过这个图表做出诊断，**请去看医生。**

发热出疹

——体温达到 37.8℃甚至更高，皮肤上出现斑、变色的区域或者水疱

开始 → 你的皮肤上有红色斑点或者斑块吗？ —**是**→ 你有两个或者两个以上的下列症状吗？
- 流涕
- 疼痛、红眼
- 干咳

↓**否**

否 ←←←←←←←←←←←← **是**

看医生。你可能患有麻疹或者类似的病毒感染，特别是如果疹主要出现在脸部和躯干部时。

你颈后两侧及颅底有肿胀吗？ —**是**→ **看医生。**你可能患有风疹。

↓**否**

有隆起的、红色瘙痒性的小斑点转变为水疱吗？ —**是**→ **看医生。**你可能患有水痘。

↓**否**

转下页

第二章 最具实效的常见病症自我诊断法 **109**

续上页

有一个或多个淡红褐色的斑点，它可以逐渐变大并且中心变成白色吗？

是 ▶ 看医生。你可能患有莱姆病，它是一种由蜱传播的病毒感染。

否

皮肤上有紫色斑点吗？

是 ▶ 你有以下两个或者两个以上的症状吗？
- 呕吐
- 头痛
- 眼睛对强光敏感
- 当你向前弯曲头时感到疼痛

否

否 立即看医生。你可能有严重的血液病，称为过敏性紫癜。

是 这属于急症，需要急救！立即拨打120或当地的急救电话，或者找人把你送到最近的医院急诊部。你可能患有脑膜炎。

如果你无法通过这个图表做出诊断，**请去看医生。**

隆起的斑点和肿块

——皮肤上隆起的区域，发炎、红肿、色深，毛糙或坚硬

开始 → 有疼痛、隆起的红色斑点，且中央为苍白色吗？ — **是** → 你可能是毛囊感染。

否
↓

有生长缓慢的深颜色肿块吗？或者你注意到有颗痣发生了变化吗？ — **是** → **立即看医生。** 你可能患有皮肤癌。

否
↓

有一个单独的肿块正在形成吗？ — **是** → **立即看医生。** 你可能患有某种皮肤癌，尤其是如果肿块的中心发生溃烂时。你也可能患有无危害性的疣。

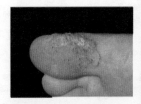

疣是见于足底和脚趾的平的赘肉组织，多是由地面不干净引起的，很容易在公共场合比如游泳池这样的地方传播。

否
↓

转下页

续上页

你脚趾上有一块或多块厚皮吗？ **是** ⟶ 你可能有鸡眼。

否

在手足部位有许多表面粗糙、坚硬肿块吗？ **是** ⟶ 你可能有疣。

否

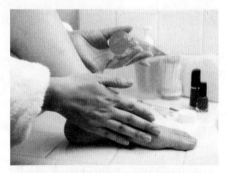

鸡眼可以通过浸泡足部，在皮肤软化时用磨石来治疗。局部用药，如水杨酸也能用于鸡眼治疗。

如果你无法通过这个图表做出诊断，请去看医生。

一般性皮肤问题

——皮肤上隆起的区域，发炎、红肿、色深，毛糙或坚硬

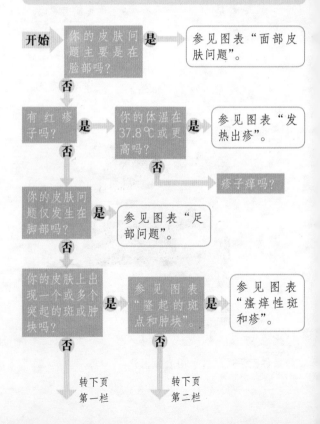

续上页
第一栏

续上页
第二栏

你的皮肤很痒但看上去却正常吗？ **是** → 参见图表"非皮疹性瘙痒"。

你当前正在服药吗？ **是** **否**

看医生。 有些药物引起易感人群出疹。你的医生可能需要调整你服用的药物剂量或另开一种药。

否

你超过12岁了吗？ **是** → 你长了一颗新痣吗？或者你已有的一颗痣外形改变了吗？ **是** → **立即看医生。** 你可能得了皮肤癌。

否

否

你有些部位的皮肤看起来比平常的更白或更黑吗？ **是** → **看医生。** 你可能有皮肤色素紊乱症。

否

转下页

续上页

皮肤上有一个或多个红斑并覆盖有白色或银色皮屑吗？ **是** ➤ 看医生。你可能得了银屑病。

否

在最近的 2～4 天，身体一侧有一个水疱样疹并有疼痛吗？ **是** ➤ 看医生。你可能得了带状疱疹。

否

在你的胸前、后背和腹部有一些椭圆的、红色扁平斑吗？ **是** ➤ 看医生。你可能得了玫瑰糠疹。

否

如果你无法通过这个图表做出诊断，请去看医生。

检查你的痣
如果你长了一颗新痣或者旧痣发生了变化，要立即去看医生。在罕见的病例中，新痣在青春期以后出现的或者旧痣外形发生改变可能是皮肤癌的一个征兆。

面部皮肤问题

——面部出现的任何疹、斑或发生的改变。对于2岁以下的儿童，参看图表"幼儿皮肤问题"

开始 → 有瘙痒、发红并连成片状的疹子吗？ —**是**→ 去看医生。你可能得了接触性皮炎或脂溢性皮炎。

↓ **否**

你有以下1种或多种症状吗？
● 黑头粉刺
● 皮肤上有隆起的斑，中央呈白色或黄色
● 皮肤下有疼痛的红色肿块

—**是**→ 看医生。你可能长了痤疮。

↓ **否**

你处在压力下或喝过酒或吃了辛辣食物以后脸会红吗？ —**是**→ 看医生。你可能患有酒渣鼻。

↓ **否**

嘴唇周围有疼痛，并呈红色、粗糙或有水疱吗？ —**是**→ 找医生谈谈。你可能有唇疱疹。

↓ **否**

转下页

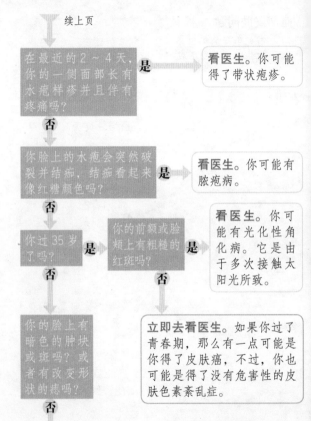

续上页

在最近的2～4天，你的一侧面部长有水疱样疹并且伴有疼痛吗？

是 → **看医生**。你可能得了带状疱疹。

否

你脸上的水疱会突然破裂并结痂，结痂看起来像红糖颜色吗？

是 → **看医生**。你可能有脓疱病。

否

你过35岁了吗？

是 → 你的前额或脸颊上有粗糙的红斑吗？

是 → **看医生**。你可能有光化性角化病。它是由于多次接触太阳光所致。

否

否

你的脸上有暗色的肿块或斑吗？或者有改变形状的痣吗？

立即去看医生。如果你过了青春期，那么有一点可能是你得了皮肤癌，不过，你也可能是得了没有危害性的皮肤色素紊乱症。

否

转下页

续上页

你的脸或嘴唇有开放疮并已经超过3周了吗？ **是** → 立即看医生。你可能患了皮肤癌。

否

你的脸上有一个顽固的生长缓慢的肿块吗？ **是**

否

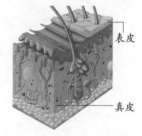

表皮

真皮

如果你无法通过这个图表做出诊断，**请去看医生。**

皮肤的组成分为两层：表皮层和真皮层。当表皮细胞发生异常变化后就会发生皮肤癌。

如果你的皮肤上有以下症状时，**请立即去看医生。**这些症状可能是皮肤癌的征兆：

● 无法痊愈的开放疮，或在同一地方复发疼痛
● 顽固的、缓慢生长的肿块
● 痣改变
● 新生成的黑斑或斑块

非皮疹性瘙痒

——皮肤瘙痒，但是痒的皮肤表面没有任何异样。
2～12岁的儿童参见图表"儿童瘙痒"

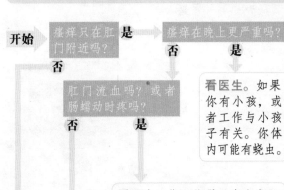

开始 → 瘙痒只在肛门附近吗？ → **是** → 瘙痒在晚上更严重吗？ → **是**

否 ↓   **否** ↓   **是** ↓

看医生。如果你有小孩，或者工作与小孩子有关。你体内可能有蛲虫。

肛门流血吗？或者肠蠕动时疼吗？

否   **是**

看医生。你可能得了痔疮或肛裂，但也有可能得了结肠癌。

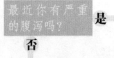

最近你有严重的腹泻吗？ → **是** → 如果瘙痒持续存在的话，去看医生。严重腹泻后肛门附近瘙痒是常见现象，通常在1~2天内就会停止。

否

转下页

续上页

你是女性并且瘙痒只发生在生殖器附近吗？ —— **是** ——→ 参见图表"阴道刺激"。

否

你的眼白部分看上去黄吗？ —— **是** ——→ **立即去看医生。**你可能得了由肝脏功能紊乱引起的黄疸病。

否

你的皮肤干燥吗？ —— **是** ——→ 在痒的地方涂点药膏，瘙痒会减轻吗？ —— **是** ——→ 皮肤干燥常会引起瘙痒。

否   **否**

如果你无法通过这个图表做出诊断，请去看医生。

女性毛发异常生长
——体毛过多

开始

是在最近几个月发现毛发异常生长的吗？ **是** → 有以下两个或更多的症状吗？
● 不可解释的体重增加
● 声音变得深沉
● 闭经

否

否　　　　　**是**

看医生。这些症状提示有激素紊乱。

毛发过多是在服用了治疗某种疾病，如有危险性的流产、月经间期出血或癫痫的药物后出现的吗？ **是** → **找医生谈谈。**有些药物可以导致毛发异常生长。

否

性激素分泌异常症状
●月经少或者没有月经
●不正常泌乳、发育不规律
●甲状腺问题或肾上腺功能低下

转下页

续上页

毛发异常增长是在 20 岁以前出现的吗？

是 →

其他女性亲属也有毛发异常生长现象吗？

是 →

毛发异常生长有一定的家族遗传性。

否

否

年龄超过 45 岁了吗？

是 →

过多的体毛主要集中在脸部吗？

是 →

变老之后脸部体毛增加是正常现象。

否

否

如果毛发异常生长让你很担心的话，**找医生谈谈。**

神经系统症状

感觉眩晕和昏厥

——突然感觉虚弱和站不稳，这可引起暂时的意识丧失

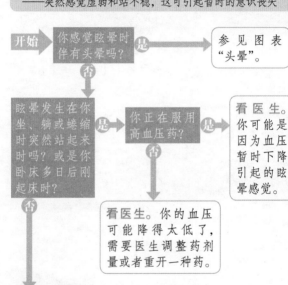

开始 → 你感觉眩晕时伴有头晕吗？ —是→ 参见图表"头晕"。

↓否

眩晕发生在你坐、躺或蜷缩时突然站起来时吗？或是你卧床多日后刚起床时？ —是→ 你正在服用高血压药？ —是→ 看医生。你可能是因为血压暂时下降引起的眩晕感觉。

↓否（高血压药）

看医生。你的血压可能降得太低了，需要医生调整药剂量或者重开一种药。

↓否（眩晕发生）

你的锻炼比平时激烈吗？在感觉眩晕之前呼吸短促吗？ —是→ 立即看医生。你可能得了心律失常。或者可能是心脏瓣膜异常。

↓否

转下页

续上页

你好长时间不吃东西了吗？或者你患有糖尿病吗？ **是** → 看医生。如果你患有糖尿病，最好与医生讨论控制血糖的方法。低血糖会使人昏晕。喝点甜的东西或吃些含糖或淀粉的食物可能会使你觉得好些。

否

你在强烈的阳光或者闷热不通风的环境下待了几小时吗？ **是** → 这属于急症，需要急救！立即拨打120或者当地的急救电话或者找人把你送到最近的医院急诊部。你可能得了热衰竭，这会导致一种危及生命的疾病中暑。

否

意识丧失

只要昏倒的人在1～2分钟内能恢复意识，通常不需要对暂时的意识丧失即昏厥太过担心。但是如果昏厥后几分钟后还没有恢复意识，或者是老年人昏厥了，就要拨打120或当地急救电话。

转下页

续上页

你有以下一种或多种症状吗？
● 身体的某个部位麻木或有麻刺感
● 视物模糊
● 意识错乱
● 说话困难
● 手臂或脚不能动

是 → 这属于急症，需要急救！立即拨打120或当地的急救电话，或者找人把你送到最近的医院急诊部。你可能有中风或者短暂性脑缺血发作。

否

你有心脏病吗？或当你感到昏晕时，你的心跳会加快或减缓吗？

是 → 你的意识丧失了吗？

是 → 立即看医生。你意识丧失可能是由严重的心律异常引起的。

否 → 看医生。你的心率和心律可能存在异常，如心律失常。

否

转下页

续上页

在你感到眩晕之前呼吸特别深或急促吗？

是 ➤ 眩晕的感觉可能由换气过度引起的，这可能因为焦虑和压力。

否

当你遇到压力很大的事情时你会觉得眩晕吗？

是 ➤ 压力会影响控制血压的神经，使人感觉眩晕。

否

当你正在做以下动作时感觉眩晕吗？
● 咳嗽
● 排尿
● 伸展
● 屏气

是 ➤ **看医生**，如果你不止一次眩晕或感觉眩晕。有些动作偶尔会影响脑部的供氧。

否

如果你感到眩晕
如果觉得眩晕，躺下来把脚抬高。如果不可能做到躺下，就坐下来弯腰把头放在膝盖之间一直到觉得好些为止。

转下页

头 晕

——一种旋转的感觉伴有头轻和站立不稳

 开始 你是否感到房间好像在旋转？ **是** → 你注意到自己有以下1个到多个症状吗？
- 手臂或腿无力
- 身体的某个部位麻木或有刺麻感
- 视物模糊
- 发音困难

否

参见图表"感觉眩晕和昏厥"。

否 → **是**

你有任何听力丧失或者听到外界并没有的声音的表现吗？ **是** → 看医生。你的内耳可能有问题比如迷路炎，或者梅尼埃病。

否

 如果你有严重的复发性头痛

立即去看医生。头晕或者站立不稳，尤其是早上发生的，可能是脑部肿瘤的征兆，特别是当伴随有复发性疼痛和突发性的呕吐（之前无恶心的症状）时。

这属于急症，需要急救！立即拨打120或者当地的急救电话或者找人把你送到最近的医院急诊部。你可能中风或短暂性脑缺血发作。

↓ 转下页

续上页

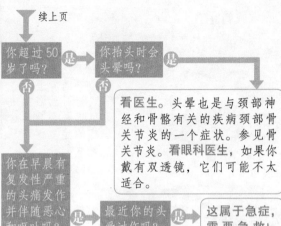

你超过50岁了吗？ —**是**→ 你抬头时会头晕吗？ —**是**→

否 ↓

你在早晨有复发性严重的头痛发作并伴随恶心和呕吐吗？ —**是**→ 最近你的头受过伤吗？ —**是**→

否

否 ↓

看医生。 头晕也是与颈部神经和骨骼有关的疾病颈部骨关节炎的一个症状。参见骨关节炎。看眼科医生，如果你戴有双透镜，它们可能不太适合。

这属于急症，需要急救！立即拨打120或者当地的急救电话或者找人把你送到最近的医院急诊部。你可能有硬脑膜下出血和血肿。

这属于急症，需要急救！立即拨打120或者当地的急救电话或者找人把你送到最近的医院急诊部。你的颅内压可能增高了，这可危及生命。不过，你也可能只是偏头痛。

如果你无法通过这个图表做出诊断，请去看医生。

麻木或刺麻感
——身体某部位失去感觉或有刺麻感

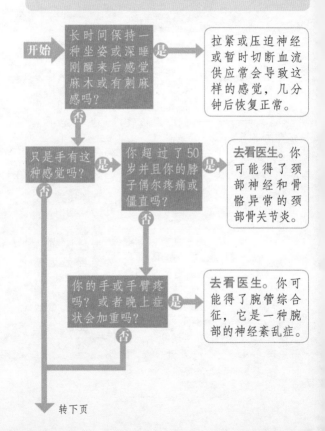

开始 → 长时间保持一种坐姿或深睡刚醒来后感觉麻木或有刺麻感吗? —**是**→ 拉紧或压迫神经或暂时切断血流供应常会导致这样的感觉,几分钟后恢复正常。

↓**否**

只是手有这种感觉吗? —**是**→ 你超过了50岁并且你的脖子偶尔疼痛或僵直吗? —**是**→ **去看医生。**你可能得了颈部神经和骨骼异常的颈部骨关节炎。

↓**否** ↓**否**

你的手或手臂疼吗? 或者晚上症状会加重吗? —**是**→ **去看医生。**你可能得了腕管综合征,它是一种腕部的神经紊乱症。

↓**否**

转下页

续上页

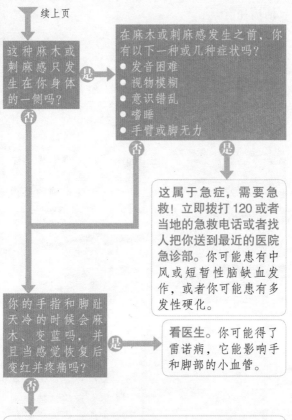

这种麻木或刺麻感只发生在你身体的一侧吗?

是

在麻木或刺麻感发生之前,你有以下一种或几种症状吗?
● 发音困难
● 视物模糊
● 意识错乱
● 嗜睡
● 手臂或脚无力

否

是

这属于急症,需要急救!立即拨打120或者当地的急救电话或者找人把你送到最近的医院急诊部。你可能患有中风或短暂性脑缺血发作,或者你可能患有多发性硬化。

你的手指和脚趾天冷的时候会麻木、变蓝吗,并且当感觉恢复后变红并疼痛吗?

是

看医生。你可能得了雷诺病,它能影响手和脚部的小血管。

否

如果你无法通过这个图表做出诊断,**请去看医生。**

抽搐和震颤

——不由自主地肌肉运动，包括突然、短暂的抽搐和持续性的震颤或颤抖

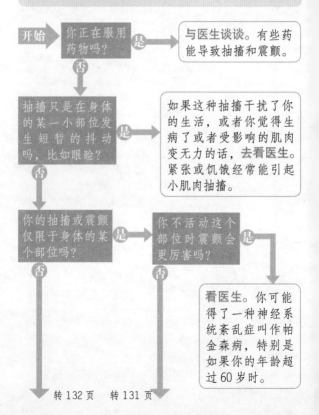

开始 → 你正在服用药物吗？ —是→ **与医生谈谈**。有些药能导致抽搐和震颤。

否↓

抽搐只是在身体的某一小部位发生短暂的抖动吗，比如眼睑？ —是→ 如果这种抽搐干扰了你的生活，或者你觉得生病了或者受影响的肌肉变无力的话，**去看医生**。紧张或饥饿经常能引起小肌肉抽搐。

否↓

你的抽搐或震颤仅限于身体的某个部位吗？ —是→ 你不活动这个部位时震颤会更厉害吗？ —是→

否↓ 否↓ ↓

看医生。你可能得了一种神经系统紊乱症叫作帕金森病，特别是如果你的年龄超过60岁时。

转 132 页　　转 131 页

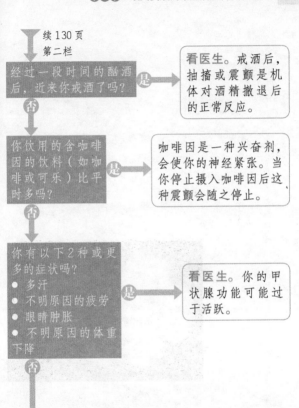

续130页
第二栏

经过一段时间的酗酒后，近来你戒酒了吗？ — **是** → 看医生。戒酒后，抽搐或震颤是机体对酒精撤退后的正常反应。

否

你饮用的含咖啡因的饮料（如咖啡或可乐）比平时多吗？ — **是** → 咖啡因是一种兴奋剂，会使你的神经紧张。当你停止摄入咖啡因后这种震颤会随之停止。

否

你有以下2种或更多的症状吗？
- 多汗
- 不明原因的疲劳
- 眼睛肿胀
- 不明原因的体重下降

— **是** → 看医生。你的甲状腺功能可能过于活跃。

否

给医生打电话。这种震颤或颤抖有家庭遗传倾向，经常是由于焦虑或压力引起的。

续 130 页
第一栏

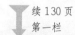

震颤中包括身体或四肢偶尔突发的痉挛吗？ **是** → 痉挛仅在你快要睡着的时候发生吗？并会自动停下来吗？

否

否   **是**

看医生。你可能患了不宁腿综合征。在少数情况下，痉挛是神经系统紊乱的征兆，比如帕金森病。

这种发生在晚上的痉挛是正常的。

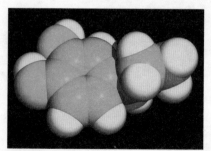

图为电脑模拟的多巴胺分子，大脑中缺乏这种化学物质会引发帕金森病。

如果你无法通过这个图表做出诊断，**请去看医生**。

精神系统症状

意识错乱

——意识错乱的表现很广，小到不能确定某些事情如时间、地点、事件，大到完全与现实隔绝。如果你的年龄超过 65 岁，也可查看图表"老年人意识错乱"

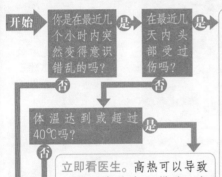

开始 → 你是在最近几个小时内突然变得意识错乱的吗？ —**是**→ 在最近几天内头部受过伤吗？ —**是**→ 立即看医生。受伤后有不同程度的意识错乱是正常的，但头部受伤之后要让医生检查，以确定受伤程度和颅内是否有出血。

否 ↓　　　　　　　　　　　　**否** ↓

体温达到或超过 40℃吗？ —**是**→

否 ↓

立即看医生。高热可以导致不同程度的意识错乱。如果意识错乱很严重，请拨打 120 或当地急救号码或请人把你送往最近医院的急救部。你可能患有脑膜炎或脑炎。

有心脏或肺部疾病或糖尿病吗？ —**是**→ 立即看医生。与这些疾病有关的意识错乱提示严重的健康问题。

否 ↓

转下页第一栏　　　转下页第二栏

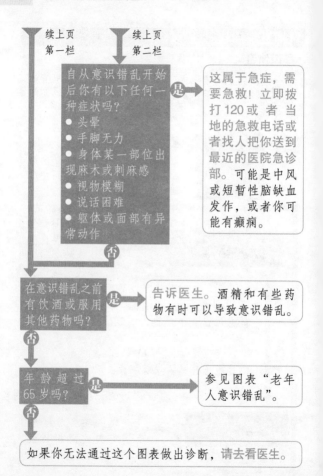

续上页
第一栏

续上页
第二栏

自从意识错乱开始后你有以下任何一种症状吗？
- 头晕
- 手脚无力
- 身体某一部位出现麻木或刺麻感
- 视物模糊
- 说话困难
- 躯体或面部有异常动作

是 → 这属于急症，需要急救！立即拨打120或者当地的急救电话或者找人把你送到最近的医院急诊部。可能是中风或短暂性脑缺血发作，或者你可能有癫痫。

否

在意识错乱之前有饮酒或服用其他药物吗？

是 → 告诉医生。酒精和有些药物有时可以导致意识错乱。

否

年龄超过65岁吗？

是 → 参见图表"老年人意识错乱"。

否

如果你无法通过这个图表做出诊断，请去看医生。

老年人意识错乱

——对时间、地点、事件记不清楚，或者脱离现实。仅在使用过图表"意识错乱"之后才能使用本图表

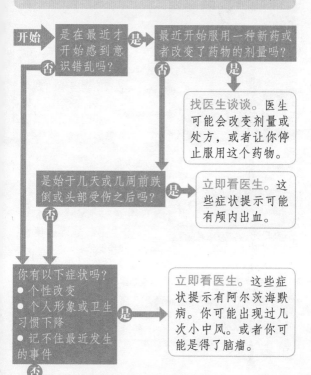

开始 → 是在最近才开始感到意识错乱吗？

是 → 最近开始服用一种新药或者改变了药物的剂量吗？

否 ↓

是 ↓

找医生谈谈。医生可能会改变剂量或处方，或者让你停止服用这个药物。

是始于几天或几周前跌倒或头部受伤之后吗？

否 ↓

是 → 立即看医生。这些症状提示可能有颅内出血。

你有以下症状吗？
● 个性改变
● 个人形象或卫生习惯下降
● 记不住最近发生的事件

是 → 立即看医生。这些症状提示有阿尔茨海默病。你可能出现过几次小中风。或者你可能是得了脑瘤。

否 ↓

转下页

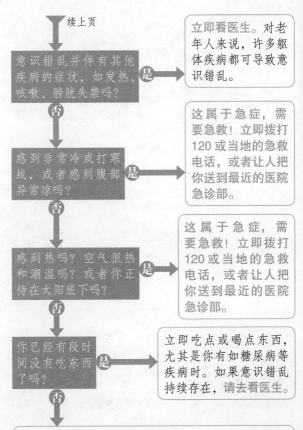

续上页

意识错乱并伴有其他疾病的症状，如发热、咳嗽、膀胱失禁吗？ — 是 → 立即看医生。对老年人来说，许多躯体疾病都可导致意识错乱。

否

感到非常冷或打寒战，或者感到腹部异常凉吗？ — 是 → 这属于急症，需要急救！立即拨打120或当地的急救电话，或者让人把你送到最近的医院急诊部。

否

感到热吗？空气很热和潮湿？或者你正待在太阳底下吗？ — 是 → 这属于急症，需要急救！立即拨打120或当地的急救电话，或者让人把你送到最近的医院急诊部。

否

你已经有段时间没有吃东西了吗？ — 是 → 立即吃点或喝点东西，尤其是你有如糖尿病等疾病时。如果意识错乱持续存在，请去看医生。

否

如果你无法通过这个图表做出诊断，请去看医生。

记忆障碍

——难以回忆起特殊的事实、事件或某段时间

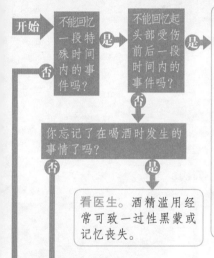

开始 → 不能回忆一段特殊时间内的事件吗？ —是→ 不能回忆起头部受伤前后一段时间内的事件吗？ —是→ 这属于急症，需要急救！立即拨打120或当地的急救电话，或者找人把你送到最近的医院急诊部。你的创伤须经过医生检查以确定严重程度，并且确定颅内是否有出血。

否↓　　否↓

你忘记了在喝酒时发生的事情了吗？

否↓　　　是↓

看医生。酒精滥用经常可致一过性黑蒙或记忆丧失。

忘掉的事件伴随以下任何情况吗？
● 伴有发热的严重疾病，如肺炎
● 手术
● 癫痫发作或糖尿病昏迷

是→ 看医生，以查明你是否正在正常康复。记忆丧失经常在这些情况下发生，并且通常不需要太过担心。

否↓

转下页

续上页

是否有时难以记住日常事件，如你准备买什么，什么时候去购物。 —**是**→ 压力很大吗？或感觉焦虑或抑郁吗？ —**是**→ 看医生，如果你感到抑郁或焦虑。可查看图表"抑郁"和"焦虑"。然而，压力也可以影响到精神集中的能力。

否 ↓（左侧）

否 ↓

是否回忆以前发生的事件比最近发生的事件容易？

否 ↓ ‖ **是** →

有 2 个或多个以下症状吗？
● 处理日常活动的能力下降，如做饭、开车、付款和保持收支平衡
● 个性改变
● 不注重外貌和卫生
● 交流困难

否 ↓ ‖ **是** →

转下页
第一栏

转下页
第二栏

看医生。上述症状的联合出现是阿尔茨海默病发作的征兆。

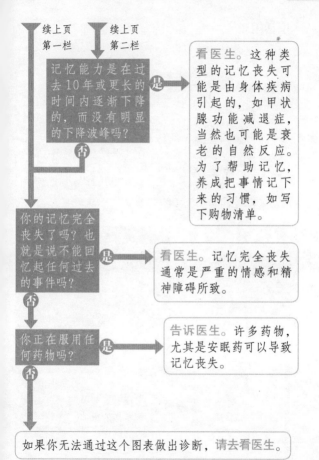

续上页
第一栏　　续上页
　　　　第二栏

记忆能力是在过去10年或更长的时间内逐渐下降的，而没有明显的下降波峰吗？

是 → 看医生。这种类型的记忆丧失可能是由身体疾病引起的，如甲状腺功能减退症，当然也可能是衰老的自然反应。为了帮助记忆，养成把事情记下来的习惯，如写下购物清单。

否

你的记忆完全丧失了吗？也就是说不能回忆起任何过去的事件吗？

是 → 看医生。记忆完全丧失通常是严重的情感和精神障碍所致。

否

你正在服用任何药物吗？

是 → 告诉医生。许多药物，尤其是安眠药可以导致记忆丧失。

否

如果你无法通过这个图表做出诊断，请去看医生。

说话困难

——难以选择和使用词语或难以发音

开始 → 你有以下一个或多个症状吗?
- 头晕
- 头痛
- 手臂或腿无力
- 躯体某部位感到麻木或刺麻感
- 视物模糊
- 吞咽困难

是 → 这属于急症,需要急救!立即拨打120或当地的急救电话或者找人把你送到最近的医院急诊部。你可能患了中风或短暂性脑缺血发作。

否

你认为自己的发音是正确的,但你说的话似乎别人难以理解?

是 → 你有以下2个或2个以上的症状吗?
- 处理日常活动能力下降,如做饭、开车、付款和处理收支平衡
- 不注重外表和卫生
- 复杂的交谈有困难

否

否 → 看医生。你可能有精神障碍如精神分裂症。

是 → 看医生。上述症状联合出现时可能是阿尔茨海默病发作的征兆。在较罕见的病例中,这可能是脑内肿瘤或中风的症状。

转下页

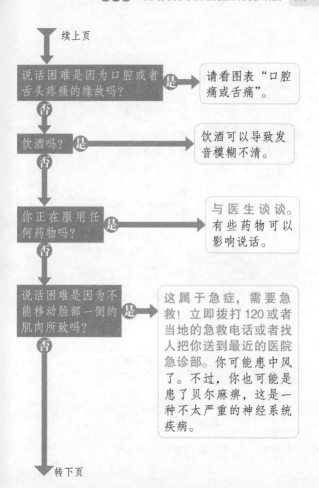

续上页

说话困难是因为口腔或者舌头疼痛的缘故吗？ **是** → 请看图表"口腔痛或舌痛"。

否

饮酒吗？ **是** → 饮酒可以导致发音模糊不清。

否

你正在服用任何药物吗？ **是** → 与医生谈谈。有些药物可以影响说话。

否

说话困难是因为不能移动脸部一侧的肌肉所致吗？ **是** → 这属于急症，需要急救！立即拨打120或者当地的急救电话或者找人把你送到最近的医院急诊部。你可能患中风了。不过，你也可能是患了贝尔麻痹，这是一种不太严重的神经系统疾病。

否

转下页

续上页

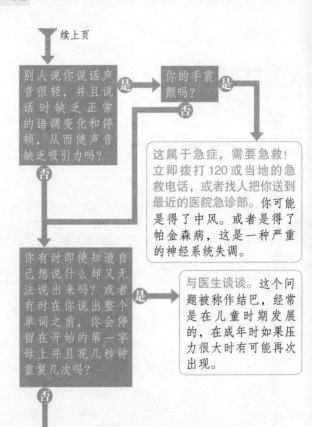

别人说你说话声音很轻，并且说话时缺乏正常的语调变化和停顿，从而使声音缺乏吸引力吗？

是 → 你的手震颤吗？

是 →

否

这属于急症，需要急救！立即拨打120或当地的急救电话，或者找人把你送到最近的医院急诊部。你可能是得了中风。或者是得了帕金森病，这是一种严重的神经系统失调。

你有时即使知道自己想说什么却又无法说出来吗？或者有时在你说出整个单词之前，你会停留在开始的第一字母上并且花几秒钟重复几次吗？

是 → 与医生谈谈。这个问题被称作结巴，经常是在儿童时期发展的，在成年时如果压力很大时有可能再次出现。

否

如果你无法通过这个图表做出诊断，请去看医生。

思维或情感障碍

——思维或情感看上去不正常或不健康

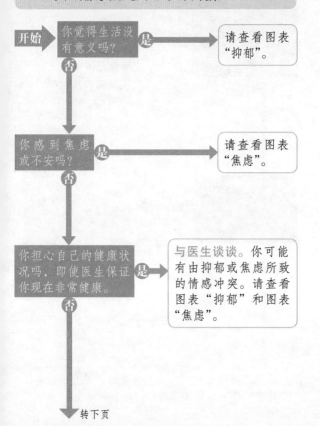

开始 → 你觉得生活没有意义吗？ —**是**→ 请查看图表"抑郁"。

否↓

你感到焦虑或不安吗？ —**是**→ 请查看图表"焦虑"。

否↓

你担心自己的健康状况吗，即使医生保证你现在非常健康。 —**是**→ 与医生谈谈。你可能有由抑郁或焦虑所致的情感冲突。请查看图表"抑郁"和图表"焦虑"。

否↓

转下页

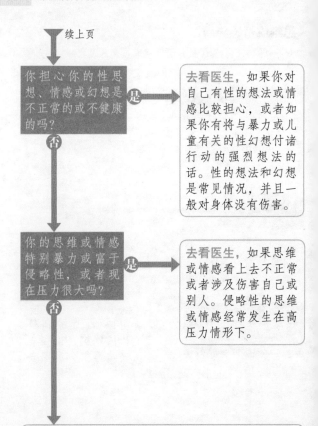

续上页

你担心你的性思想、情感或幻想是不正常的或不健康的吗？

是 → **去看医生**，如果你对自己有性的想法或情感比较担心，或者如果你有将与暴力或儿童有关的性幻想付诸行动的强烈想法的话。性的想法和幻想是常见情况，并且一般对身体没有伤害。

否 ↓

你的思维或情感特别暴力或富于侵略性，或者现在压力很大吗？

是 → **去看医生**，如果思维或情感看上去不正常或者涉及伤害自己或别人。侵略性的思维或情感经常发生在高压力情形下。

否 ↓

如果你无法通过这个图表做出诊断，并且这种思维或情感障碍一直烦扰你的话，**请去看医生**。

异常的行为

——举止明显不同于一个人往常的行为

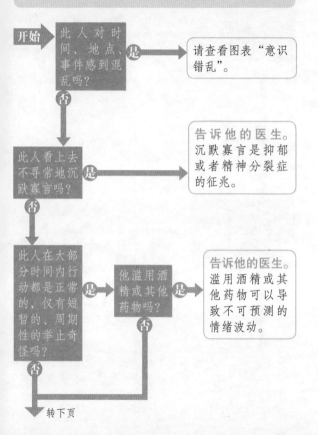

开始 此人对时间、地点、事件感到混乱吗？ —**是**→ 请查看图表"意识错乱"。

否 ↓

此人看上去不寻常地沉默寡言吗？ —**是**→ 告诉他的医生。沉默寡言是抑郁或者精神分裂症的征兆。

否 ↓

此人在大部分时间内行动都是正常的，仅有短暂的、周期性的举止奇怪吗？ —**是**→ 他滥用酒精或其他药物吗？ —**是**→ 告诉他的医生。滥用酒精或其他药物可以导致不可预测的情绪波动。

否 ↓

转下页

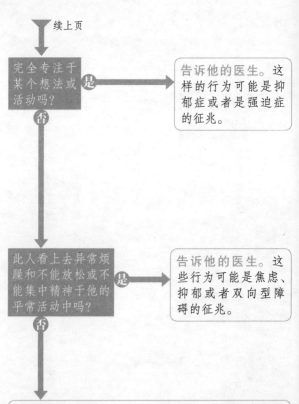

续上页

完全专注于某个想法或活动吗？ **是** → 告诉他的医生。这样的行为可能是抑郁症或者是强迫症的征兆。

否

此人看上去异常烦躁和不能放松或不能集中精神于他的平常活动中吗？ **是** → 告诉他的医生。这些行为可能是焦虑、抑郁或者双向型障碍的征兆。

否

如果你无法通过这个图表做出诊断，立即将此人带去看医生。另外，脑部肿瘤也可能会导致患者产生异常的行为。

抑 郁

——以悲伤、无望感和无助感为特征的情感障碍，通常伴随有可怜的自大、情感淡漠和从社会中退隐的表现

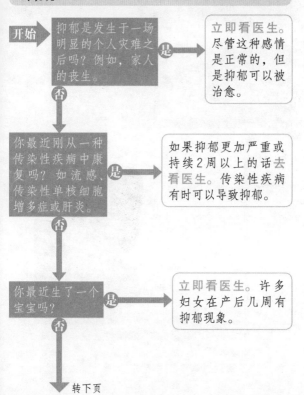

开始 抑郁是发生于一场明显的个人灾难之后吗？例如，家人的丧生。

是 → 立即看医生。尽管这种感情是正常的，但是抑郁可以被治愈。

否 ↓

你最近刚从一种传染性疾病中康复吗？如流感、传染性单核细胞增多症或肝炎。

是 → 如果抑郁更加严重或持续2周以上的话去看医生。传染性疾病有时可以导致抑郁。

否 ↓

你最近生了一个宝宝吗？

是 → 立即看医生。许多妇女在产后几周有抑郁现象。

否 ↓

转下页

续上页

你经常服用酒精 **是** ➤ 找医生谈谈。酒精或药
或其他药物吗? 物滥用可以导致抑郁或
者是抑郁的症状。

否

你有以下2个或更多症状吗?
● 睡眠障碍
● 不能离开床 **是** ➤ 立即看医生。
● 食欲下降 你可能得了
● 精力下降 抑郁症。

否

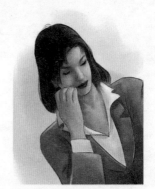

不明原因地失去快乐的源泉。

如果你无法通过这个图表做出诊断，**请去看医生**。

焦 虑

——一种紧张、焦急或急躁的感觉，有时可伴有躯体症状如心悸（你可以感觉到心跳）或者腹泻

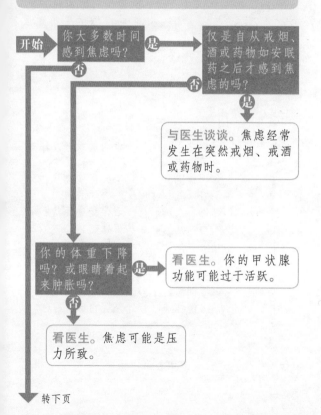

开始 → 你大多数时间感到焦虑吗？ —**是**→ 仅是自从戒烟、酒或药物如安眠药之后才感到焦虑的吗？

否

否

是↓

与医生谈谈。焦虑经常发生在突然戒烟、戒酒或药物时。

你的体重下降吗？或眼睛看起来肿胀吗？ —**是**→ 看医生。你的甲状腺功能可能过于活跃。

否

看医生。焦虑可能是压力所致。

转下页

续上页

你仅在特定场合下才会感到焦虑吗？如当你被限制在一个封闭的地方时，或当你无法处理问题时。

是 ▶ 看医生。你的焦虑可能是由恐惧症或者强迫症引起的。

否

惊恐发作

对有些人来说，严重的焦虑可以导致极度恐惧的突然发作，称为惊恐发作。惊恐发作可以引起许多症状，如头轻、气短、胸痛、心悸、出汗、手部麻木或刺麻感。因为这些症状和心脏病发作所产生的症状相似，惊恐发作有时被误认为是心脏病发作。如果你有上述症状（并且之前没有出现过惊恐发作），可以怀疑是心脏病发作。请立即拨打120或当地急救号码，或请人把你送往最近医院的急诊室。

如果你无法通过这个图表做出诊断，请去看医生。

梦魇

——令人恐惧的梦，会让人从睡梦中惊醒

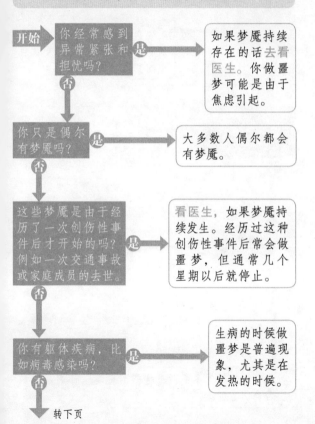

开始 你经常感到异常紧张和担忧吗？ **是** → 如果梦魇持续存在的话**去看医生**。你做噩梦可能是由于焦虑引起。

否 ↓

你只是偶尔有梦魇吗？ **是** → 大多数人偶尔都会有梦魇。

否 ↓

这些梦魇是由于经历了一次创伤性事件后才开始的吗？例如一次交通事故或家庭成员的去世。 **是** → **看医生**，如果梦魇持续发生。经历过这种创伤性事件后常会做噩梦，但通常几个星期以后就停止。

否 ↓

你有躯体疾病，比如病毒感染吗？ **是** → 生病的时候做噩梦是普遍现象，尤其是在发热的时候。

否 ↓

转下页

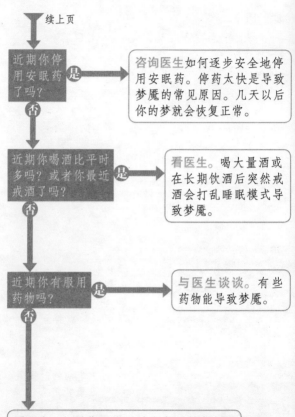

续上页

近期你停用安眠药了吗？ **是** → 咨询医生如何逐步安全地停用安眠药。停药太快是导致梦魇的常见原因。几天以后你的梦就会恢复正常。

否

近期你喝酒比平时多吗？或者你最近戒酒了吗？ **是** → 看医生。喝大量酒或在长期饮酒后突然戒酒会打乱睡眠模式导致梦魇。

否

近期你有服用药物吗？ **是** → 与医生谈谈。有些药物能导致梦魇。

否

看医生，如果你不能通过这个图表确诊而且噩梦仍在继续。

呼吸、循环系统症状

咳 嗽

——来自肺部的气体突然强迫性的被释放出来，以帮助清除呼吸道中的物质。能清除肺中黏液的咳嗽称为保护性咳嗽。无黏液产生的咳嗽称为干咳，通常是由咽部的小刺激所引起的。对于 2 ～ 12 岁的儿童，请查看图表"儿童咳嗽"

开始

是干咳吗？ **是** → 有声音嘶哑或失声吗？ **是** →

否 ↓   **否** ↓

请查看的图表"声音嘶哑或失声"。

你吸入了小东西或小块食物吗（如花生）？ **是** →

看医生，如果咳嗽无法停止或者持续超过 1 小时。

否 ↓

你吸入了含有刺激性化学物质的烟尘吗，如含有氨的清洁液？ **是** →

看医生。烟尘可能会刺激你的肺，从而导致咳嗽。

否

转下页第一栏   转下页第二栏

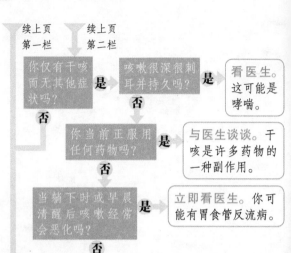

续上页
第一栏

续上页
第二栏

你仅有干咳而无其他症状吗？ **是** → 咳嗽很深很刺耳并持久吗？ **是** → 看医生。这可能是哮喘。

否

否

你当前正服用任何药物吗？ **是** → 与医生谈谈。干咳是许多药物的一种副作用。

否

当躺下时或早晨清醒后咳嗽经常会恶化吗？ **是** → 立即看医生。你可能有胃食管反流病。

否

立即看医生。干咳可能是肿瘤的一个症状。

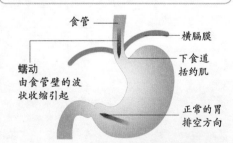

食管

横膈膜

下食道括约肌

蠕动
由食管壁的波状收缩引起

正常的胃排空方向

机体防止反流的主要机制就是下食道括约肌的波状收缩和食道壁的蠕动。

转下页

续上页

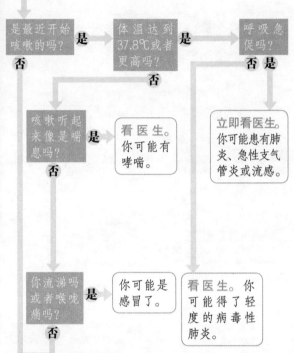

转下页

续上页

呼吸急促吗，即便是在放松的时候？ **是** → **立即看医生。**你可能有充血性心力衰竭。

否

你是在患流感之后开始咳嗽的吗？或者以前有相似的持久性咳嗽的经历吗？ **是** → **看医生。**你可能得了慢性支气管炎或者一种持久的、轻度的支气管炎，有时在流感后发生。

否

咳嗽已经持续数周或数月了吗，并且它逐渐在加重吗？ **是** → **立即看医生。**可能是结核病或肺癌。

否

如果你无法通过这个图表做出诊断，请去看医生。

如果你持续咳嗽请立即看医生。持续咳嗽可能是肺癌的一个征兆，尤其是如果你曾经吸烟的话。

喘 息

——嘈杂而艰难的呼吸

开始 → 是在最近数小时内开始出现喘息的吗？ —**是**→ 有咳出淡红色或白色泡沫样黏液吗？ —**是**→

↓**否**

↓**否**

有胸部紧迫的感觉吗？或者有窒息感吗？ —**是**→

↓**否**

> 这属于急症，需要急救！立即拨打120或者当地的急救电话或者找人把你送到最近的医院急诊部。你可能得了充血性心力衰竭。

体温达到超过37.8℃吗？ —**是**→

↓**否**

> 这属于急症，需要急救！立即拨打120或当地的急救电话，或者找人把你送到最近的医院急诊部。你可能是重度哮喘发作，或者可能是通气过度。

> 看医生。你可能得了急性支气管炎。

> 立即看医生，如果你以前没有被诊断为哮喘。你可能是轻度哮喘发作。

转下页

续上页

| 大多数时候你都会喘息吗? | **是** | 平时常咳灰白色或者黄绿色痰吗? | **是** | 看医生。你可能有肺病如慢性支气管炎或肺气肿。 |

否

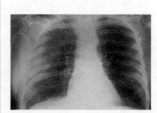

肺气肿患者的X线检查显示典型的桶状胸。由于空气被阻塞在外层区域中导致肋间隙变宽。

肺气肿

● 肺气肿有几个典型特征:
● 造成肺的持久性损伤,肺泡囊变大并失去弹性
● 肺的通气能力减弱引起气喘
● 肺气肿通常但并不总是由吸烟引起的
● 某些人有明显的遗传倾向易患肺气肿

如果你无法通过这个图表做出诊断,**请去看医生。**

呼吸困难

——呼吸短促或者胸部有紧迫感，这使得你能感觉到自己的呼吸

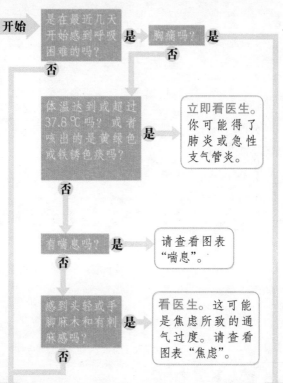

开始

是在最近几天开始感到呼吸困难的吗？ ——是—— 胸痛吗？ ——是

否

体温达到或超过37.8℃吗？或者咳出的是黄绿色或铁锈色痰吗？ ——是—→ 立即看医生。你可能得了肺炎或急性支气管炎。

否

有喘息吗？ ——是—→ 请查看图表"喘息"。

否

感到头轻或手脚麻木和有刺痒感吗？ ——是—→ 看医生。这可能是焦虑所致的通气过度。请查看图表"焦虑"。

否

转 161 页　　　　　　　　　　　转下页

续上页
第二栏

是挤压性疼痛吗？或是疼痛由上腹部或胸骨放射至颌、颈或手臂吗？ **是** → 这属于急症，需要急救！立即拨打120或当地的急救电话，或者找人把你送到最近的医院急诊部。你可能是心脏病发作。

否

吸气时疼痛会加剧吗？ **是** → 这属于急症，需要急救！立即拨打120或当地的急救电话，或者找人把你送到最近的医院急诊部。你的肺部可能有血栓或肺萎陷或胸膜炎。

否

这属于急症，需要急救！立即拨打120或当地的急救电话，或者找人把你送到最近的医院急诊部。如果休息5分钟之后疼痛仍持续，你可能是心脏病发作。当然，也可能是心绞痛，这是心脏病的一个症状。

警告：
肺栓塞发生1小时后即可导致死亡，所以一旦你突然出现呼吸急促、胸痛和咳血等症状，应当立即要求医疗救治。

续 159 页
第一栏

呼吸是在最近数周或数月里逐渐变得困难吗？ **是** → 大多数时候能咳出黏稠的灰白色或黄绿色的黏液吗？ **是** → 你工作场所空气粉尘很大吗（如矿场或采石场）？

否

否

否 **是**

脚踝看起来肿大吗，或者用手指压会出现凹陷吗？ **是**

否

你可能得了由于长期暴露于粉尘中所导致的肺病。

看医生。你可能得了充血性心力衰竭。

看医生。你可能有肺病，例如慢性支气管炎、肺气肿或者肺炎。

转下页
第一栏

转下页
第二栏

续上页
第一栏

续上页
第二栏

有新宠物或地毯吗？地毯或室内装
饰品最近清洗了吗？或者吸入了清
洗剂散发出的气体吗？

是

否

看医生。可能是接触新宠
物或有毒烟气出现的过敏
反应。

如果你呼吸严重困难
尤其是如果你同时伴有不断增加
的焦虑感、恐惧感或激动症状，
或者如果你的皮肤或嘴唇变紫时，
这属于急症，需要急救！立即拨打
120或者当地的急救电话或者找人
把你送到最近的医院急诊部。

如果你无法通过这个图表做出诊断，请去
看医生。

心 悸

——感觉心跳不规则，或者心跳比平常更强或更快

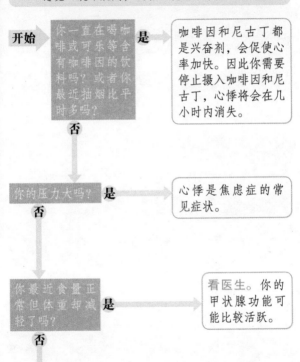

开始

你一直在喝咖啡或可乐等含有咖啡因的饮料吗？或者你最近抽烟比平时多吗？ → **是**

咖啡因和尼古丁都是兴奋剂，会促使心率加快。因此你需要停止摄入咖啡因和尼古丁，心悸将会在几小时内消失。

否

你的压力大吗？ → **是**

心悸是焦虑症的常见症状。

否

你最近食量正常但体重却减轻了吗？ → **是**

看医生。你的甲状腺功能可能比较活跃。

否

转下页

续上页

你的体温达到或高于37.8℃吗？ —— **是** →　发热会导致心悸。参见图表"发热"。

否

你感到不舒服，有任何胸部不适或者心搏不规则或其他心脏问题吗？ —— **是** →　立即看医生。你的心率或心律可能有异常。

否

如果你突然感觉心悸、虚弱、头晕、呼吸困难或疲劳、胸痛或昏厥，请立即看医生。

如果你无法通过这个图表做出诊断，请去看医生。

消化系统症状

吞咽困难

——吞咽时感到不舒服或疼痛，或者无法吞咽

开始 → 喉咙痛吗？ —是→ 你有吞进什么东西了吗（比如鱼刺）？

否↓　　　　　　　　　　　否↓　　　　　是↓

请看 图表"咽痛"。

立即看医生。可能是咽部有异物停留。

是吞咽食物的感觉好像刺到了胸腔上部吗？ —是→ 有时有胸痛经历吗，尤其当你蹲下、弯曲或躺下的时候？ —是→ 看医生。你的食管可能被胃酸反流所损伤结痂了。

否↓　　　　　　　　　　　否↓

有吞咽困难、吞咽的食物反色并在短期内体重下降很多（10周内减少4.5千克以上）吗？ —是→ 立即看医生。可能是食管功能紊乱，如贲门失弛缓症或咽囊，或者可能是因慢性胃酸反流引起食管结痂。也有可能是你得了食管癌，尤其是如果你的年龄超过了40岁。

否↓

转下页

续上页

吞咽正常但吞咽时觉得咽部有肿块或感觉食物无法下咽？ **是** ➤ **看医生。**吞咽问题可能是焦虑所致，也可能是胃食管反流病的症状。

否

如果吞咽困难持续存在**请立即看医生。**长期吞咽困难或随着时间延长吞咽困难逐渐加重或者同时伴体重迅速下降，可能是食管癌的一个症状，尤其是如果你的年龄超过了40岁时。

如果你无法通过这个图表做出诊断，**请去看医生。**

呕 吐

——呕吐。对于6个月以下的儿童,请看图表"婴儿呕吐"

开始 以前有呕吐持续1周甚至更长的经历吗? **是** → 请看图表"复发性呕吐"。

否

有持续至少12个小时以上的严重腹痛吗?并且呕吐后并没有缓解吗? **是** → 这属于急症,需要急救!立即拨打120或当地的急救电话,或者找人把你送到最近的医院急诊部。你可能有严重的腹部疾病如腹膜炎或肠梗阻。

否

有呕血或者黑色或深棕色像咖啡粉样的物质(为部分消化后的血液)吗? **是** → 这属于急症,需要急救!立即拨打120或当地的急救电话,或者找人把你送到最近的医院急诊部。你可能有肠道出血,可能是消化性溃疡或消化道的其他疾病引起的。

否

转下页

续上页

你有腹泻吗？ **是** → **看医生。** 可能有消化道的感染。

否

在过去几小时内吃了很多油腻食物吗？或者大量饮酒了吗？ **是** → 你可能是消化不良。

否

你吃了变质的食物吗？ **是** → **看医生。** 可能是食物中毒，尤其是吃同样食物的人也有相同症状时。

否

当前你正在服用药物吗？ **是** → **与医生谈谈。** 有些药物可以导致呕吐。

否

眼睛内或眼周有剧烈疼痛并且视物模糊吗？ **是** → **立即看眼科医生。** 你可能得了急性青光眼。

否

转下页

续上页

有头痛吗？ —**是**→ 在过去24小时内脑部有受伤吗？ —**是**→ 这属于急症，需要急救！立即拨打120或当地的急救电话，或者找人把你送到最近的医院急诊部。你可能是脑损伤。

否

否

你有以下一个或多个症状吗？
● 向前低头时疼痛
● 眼睛对强光敏感
● 嗜睡或意识错乱
● 发热

—**是**→ 这属于急症，需要急救！立即拨打120或当地的急救电话，或找人把你送到最近的医院急诊部。你可能有脑膜炎或蛛网膜下腔出血。

否

请看图表"头疼"。

呕吐之前感到非常头晕，觉得房间好像在旋转吗？ —**是**→ 看医生。可能是内耳功能失调，如迷路炎或梅尼埃病。

否

转下页

续上页

眼白或皮肤看起来发黄吗？ **是** → 看医生。你可能有肝脏或胆囊疾病。

否

如果你无法通过这个图表做出诊断并且呕吐持续超过了 24 小时，**请去看医生。**

如果你呕血

这属于急症，需要急救！立即拨打 120 或者当地的急救电话或者找人把你送到最近的医院急诊部。呕吐物含鲜红色血液或者黑色或深棕色咖啡粉样的物质（为部分消化的血液）是致命性胃肠道出血的征兆。

如果你持续性呕吐

请立即看医生。持续性呕吐可以导致脱水和身体必需盐分的丢失，从而引起化学物质失衡，如果不及时治疗可造成休克。脱水症状有头轻、脉搏急促、尿量减少。

复发性呕吐

——1周内呕吐多次。对于6个月以下的婴儿，请看婴儿呕吐

开始 你是育龄期妇女吗？并且你大多时候是在同一时间呕吐吗？ **是** → 看医生。你可能怀孕了，这是妊娠早期的常见症状。

否 ↓

在饮酒后一段时间内经常呕吐吗？ **是** → 看医生。酒精可以导致胃黏膜炎症，尤其是大量饮酒时。

否 ↓

当弯腰或躺下时感到胸腔或上腹部烧灼般的疼痛？ **是** → 看医生。你可能得了胃食管反流病。

否 ↓

如果你有复发性呕吐请立即看医生。复发性呕吐，尤其是如果感觉胃轻易或很快就被塞满，这可能是胃癌的征兆。

转下页

续上页

餐后1~2小时内是否感到腹痛或触痛？ **是** → 疼痛和触痛位于上腹部中心吗？经呕吐后疼痛能缓解吗？ **是** → **看医生。** 你可能得了消化性溃疡。

否 ↓　　　　　　　　　　**否** ↓

疼痛主要在右上腹吗？ **是** → 体温达到或超过37.8℃吗？

否 ↓　　　　　　　　　　**否** ↓　　　　　　**是** ↓

请看图表"腹痛。"　　　**看医生。** 你可能患有胆结石、消化不良或肠易激综合征。　　　**看医生。** 可能是胆囊有炎症了。

食欲下降了吗？ **是** → 眼白和皮肤看起来泛黄吗？ **是** → **看医生。** 你可能有肝和胆囊疾病。

否 ↓　　　　　　　　　　**否** ↓

你有腹痛并且有时呕吐后缓解吗？ **是** →

否 ↓　　　　　　　　　　立即看医生。你可能得了消化性溃疡或者胃癌。

转下页

续上页

 当前你正在服用任何药物吗？ **是** → 与医生联系。有些药物可引起呕吐。

否

经常头痛吗？ **是** → 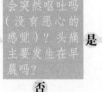 会突然呕吐吗（没有恶心的感觉）？头痛主要发生在早晨吗？ **是** → 立即看医生。可能是硬脑膜下出血。或者你可能有脑瘤。

否

否

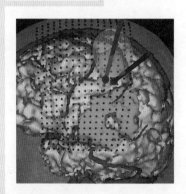

图中绿色部位是通过核磁共振扫描发现的大脑皮层（蓝点区域）肿瘤。

如果你无法通过这个图表做出诊断，请去看医生。

腹　胀

——从胸廓底部到腹股沟之间的整个腹部出现的广泛肿胀

开始 ➡ 腹胀是在24小时内突然发生的吗？ **是** ➡ 你有严重的腹痛吗？ **是** ➡ 你有以下的一种或多种症状吗？
● 呕吐
● 腹泻
● 体温高于37.8℃
● 在最近几天内无肠蠕动

否　　　　　　　　　　　　**否**

如果你腹胀并伴有疼痛

如果你腹痛剧烈并且有以下一种或多种症状时，你需要立即急救！请拨打120或当地急救电话或让人将你送进附近医院的急诊部：
● 呕吐
● 体温高于37.8℃
● 腹泻

否　　**是**

参见图表"腹痛"。

这属于急症，需要急救！立即拨打120或当地的急救电话，或者找人把你送到最近的医院急诊部。你可能患有危险的腹部疾病如肠梗阻。

转下页

续上页

你的脚踝水肿或用手指按压时有凹痕吗? **是** → 你有呼吸短促现象吗,尤其是在夜间? **是** →

否

否

立即**看医生**。你可能患有充血性心力衰竭引起的体液潴留。

你尿量比平时少吗? **是** →

否

立即去医院急诊部。你可能患有急性肾衰竭或者慢性肾病如肾小球肾炎。

你的眼白和皮肤看起来发黄吗? **是** →

否

看医生。皮肤或眼睛发黄的现象叫黄疸,提示有肝脏疾病如肝硬化。

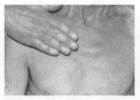

黄疸症状比较明显。皮肤和巩膜(眼白)呈明显的黄色。这是由于血中胆红素水平升高的原因。

转下页

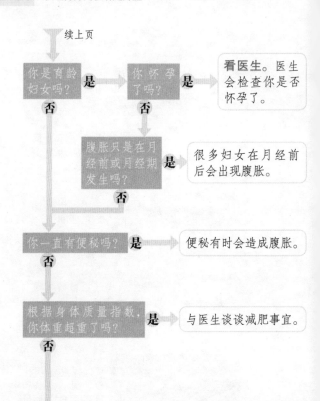

续上页

你是育龄妇女吗？ **是** → 你怀孕了吗？ **是** → **看医生**。医生会检查你是否怀孕了。

否

否

腹胀只是在月经前或月经期发生吗？ **是** → 很多妇女在月经前后会出现腹胀。

否

你一直有便秘吗？ **是** → 便秘有时会造成腹胀。

否

根据身体质量指数，你体重超重了吗？ **是** → 与医生谈谈减肥事宜。

否

如果你无法通过这个图表做出诊断或腹胀已超过 24 小时的话，**请去看医生**。

气体和嗳气

——消化道的气体经口或肛门排出（也叫胀气）

开始 → 你通过打嗝来排出气体？ —**是**→ 嗳气时有发酸或发苦的味道吗？尤其是在弯腰或平躺时。 —**是**→ **看医生。**你可能得了胃食管反流病。

↓**否**

↓**否**

你经常在饭后有腹胀、不舒服的感觉吗？ —**是**→ 你可能吃东西时无意识吞入了空气，然后又将空气反上来以减轻不舒服的感觉。

↓**否**

看医生。你可能在吃东西或嚼口香糖时无意中吞入了大量空气，也可能是一种神经性习惯。

你最近吃了大量高纤维食物吗？如豆类、麦麸、水果等。 —**是**→ 大多数高纤维食物能产生气体。

↓**否**

转下页

续上页

你的下腹部疼痛，并且排气或胃肠蠕动后能减轻吗？ **是** ➡ 看医生，你可能患有肠易激综合征。

否

你的大便发白，呈脂样并有恶臭的味道吗？ **是** ➡ 看医生。你可能有乳糜泻。

否

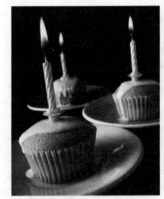

乳糜泻患者不能进食谷蛋白。如果可能的话，用替代谷蛋白的原材料制作食品。

如果你无法通过这个图表做出诊断，**请去看医生。**

腹　泻

——频繁的排稀便。6个月以下的婴儿参见图表"婴儿腹泻"

开始 ▶ 在最近几周里你出现过腹泻吗？ —**是**→ 腹泻是在你感觉压力大的时候发生的吗？

↓**否**　　　　　　　　　　　　　　↓**否**　↓**是**

你感觉生病了或者有呕吐现象吗？ —**是**→ 你可能有消化道炎症。

看医生。压力经常会导致腹泻。如果你偶有腹部绞痛伴腹泻和便秘交替，你可能得了肠易激综合征。

↓**否**

最近吃过变质的食物吗？或者最近对什么食物有过敏现象吗？ —**是**→

你有下腹部疼痛吗？ —**是**→

↓**否**

立即去看医生，如果症状持续超过48小时。你可能有食物中毒，特别吃了同样食物的人也有相同的症状时。或者你可能对食物过敏。

↓**否**

参见图表"腹痛"和图表"复发性腹痛"。

转下页

续上页

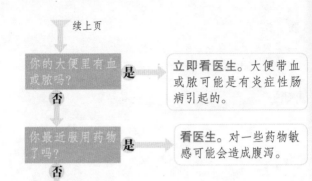

你的大便里有血或脓吗？ **是** → **立即看医生。** 大便带血或脓可能是有炎症性肠病引起的。

否

你最近服用药物了吗？ **是** → **看医生。** 对一些药物敏感可能会造成腹泻。

否

如果你有严重的持续性的腹泻
立即看医生。 如果你腹泻很严重，可能会丢失大量的体液。你需要大量喝水或者补液或运动饮料。

如果你无法通过这个图表做出诊断，或者腹泻超过 48 小时，或者复发时，**请去看医生。**

便 秘
——大便次数较少、较干而难以排出

开始 | 你经常排便困难吗？ **是** | 你经常因为太忙而抑制便意吗？

否 | **否** | **是**

你定期使用泻药已有很长时间了吗？

否 | **是**

拖延上厕所的时间能使结肠和直肠内正常肌肉的反射作用消失，同时也会造成粪便干燥和堆积。因此有排便冲动时要及时做出反应。

找医生谈谈。 过多服用泻药最终会导致肠蠕动减弱。停止服药，多吃高纤维食物如豆类、粗粮、水果、蔬菜，多喝水。

便秘的原因可能是你所摄入的食物中缺乏纤维和水分。增加水分和纤维的摄入；你也可以用一些天然的大便软化剂，有几种品牌药在药店就可以买到。

转下页

续上页

大便时有疼痛吗？ **是** → 看医生。由肛裂、肛瘘或者痔疮引起的疼痛也能导致便秘。

否

你最近服药吗？ **是** → 看医生。一些药物可以引起便秘。

否

你在节食或者你的膳食中较少富含水分和纤维的食物如水果、蔬菜、粗粮、豆类吗？ **是** → 你可能吃得太少或者没有摄入足够的水分和纤维来刺激排便。

否

你怀孕了吗？ **是** → 怀孕期间便秘是正常现象。

否

你有以下两个或两个以上的症状吗？
● 经常感到发冷
● 皮肤或头发干燥
● 无法解释的体重增加
● 无法解释的疲劳

是 → 看医生。你的甲状腺功能可能不活跃。

否

转下页

续上页

你的下腹部疼痛吗？	**是**	你已多年有类似的疼痛和便秘了吗？	**是**	看 医 生。你可能患有肠易激综合征。

否 （你的下腹部疼痛吗？）

否 （你已多年有类似的疼痛和便秘了吗？）

立即看医生。你可能患有憩室病。或者你可能患有结肠癌。

如果你的排便习惯有任何改变立即去看医生。排便习惯的任何变化（尤其是对于40岁以上的人群）都可能是结肠癌的征兆，包括多年有规律的排便突然出现便秘。

如果你无法通过这个图表做出诊断，并且便秘已持续2周以上或者连续3天甚至更长时间都没有排便，请去看医生。

大便异常

——大便的颜色或黏稠度异常

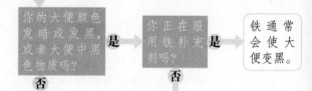

开始 → 你的大便中带鲜血吗？ ——是→ 你感觉浑身不舒服吗，或者你的体温达到或超过37.8℃？

否

否　　　　　　　　　　　是

看医生。你可能有痔疮、肛裂或者肛瘘；或者你可能患有结肠癌。

看医生。你可能患有炎症性肠病。

你的大便颜色发暗或发黑，或者大便中黑色物质吗？ ——是→ 你正在服用铁补充剂吗？ ——是→ 铁通常会使大便变黑。

否

否

立即看医生。黑便可能是消化性溃疡或其他肠道疾病引起出血的征兆。

转下页

续上页

你的大便颜色异常发白吗或者有黏液吗？ **是** → 你的眼白部分和皮肤看起来泛黄吗？ **是** → **看医生。** 你可能患有黄疸，它是由肝、胆管或胆囊功能失调引起的。

否　　　　**否**

看医生。 你可能有消化道疾病或者肠道疾病，如乳糜泻或乳糖不耐受症。

如果你的大便带血或大便发白

立即看医生。便中带血可能是痔疮的征兆，也可能是大肠癌的征兆。大便发白可能是肝炎或胆结石引起的，也可能是胰腺癌的征兆，尤其是如果你的皮肤、眼睛也异常发黄。

如果你无法通过这个图表做出诊断，**请去看医生。**

泌尿系统症状

异常尿频

——总有排尿的冲动并且排尿比往常更频繁

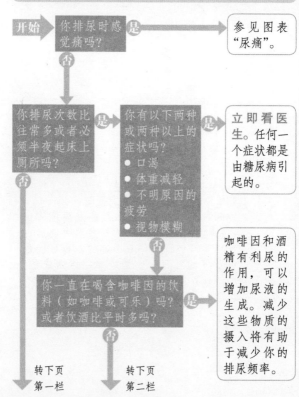

开始 你排尿时感觉痛吗？ **是** → 参见图表"尿痛"。

否 ↓

你排尿次数比往常多或者必须半夜起床上厕所吗？ **是** → 你有以下两种或两种以上的症状吗？
● 口渴
● 体重减轻
● 不明原因的疲劳
● 视物模糊
是 → 立即看医生。任何一个症状都是由糖尿病引起的。

否 ↓

你一直在喝含咖啡因的饮料（如咖啡或可乐）吗？或者饮酒比平时多吗？ **是** → 咖啡因和酒精有利尿的作用，可以增加尿液的生成。减少这些物质的摄入将有助于减少你的排尿频率。

否 ↓

转下页
第一栏

转下页
第二栏

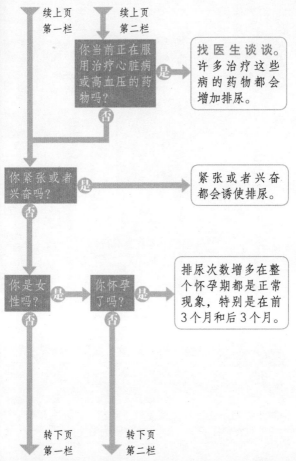

续上页
第一栏

续上页
第二栏

你当前正在服用治疗心脏病或高血压的药物吗？

是 → 找医生谈谈。许多治疗这些病的药物都会增加排尿。

否

你紧张或者兴奋吗？

是 → 紧张或者兴奋都会诱使排尿。

否

你是女性吗？

是 →

你怀孕了吗？

是 → 排尿次数增多在整个怀孕期都是正常现象，特别是在前3个月和后3个月。

否

否

转下页
第一栏

转下页
第二栏

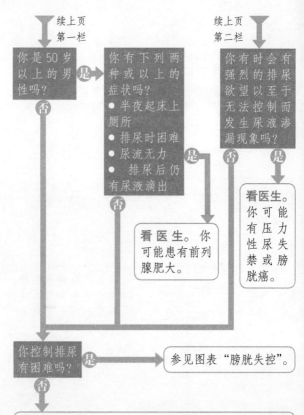

续上页
第一栏

你是50岁以上的男性吗？

是 → 你有下列两种或以上的症状吗？
● 半夜起床上厕所
● 排尿时困难
● 尿流无力
● 排尿后仍有尿液滴出

续上页
第二栏

你有时会有强烈的排尿欲望以至于无法控制而发生尿液渗漏现象吗？

是 → **看医生。** 你可能有压力性尿失禁或膀胱癌。

否

是 → **看医生。** 你可能患有前列腺肥大。

否

你控制排尿有困难吗？

是 → 参见图表"膀胱失控"。

否

如果你无法通过这个图表做出诊断，并且夜尿频繁或尿频持续1周以上时，**请去看医生。**

尿液异常

——尿液颜色异常或混浊或有淡淡的血色

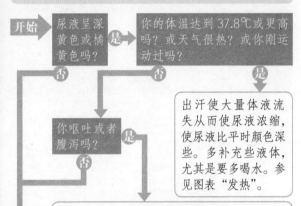

开始 → 尿液呈深黄色或橘黄色吗？ →是→ 你的体温达到37.8℃或更高吗？或天气很热？或你刚运动过？ →是→

出汗使大量体液流失从而使尿液浓缩，使尿液比平时颜色深些。多补充些液体，尤其是要多喝水。参见图表"发热"。

否↓ ↓否

你呕吐或者腹泻吗？ →是→

呕吐或腹泻会导致体液大量流失从而浓缩了尿液，使尿液比平时颜色深些。多补充些液体，尤其是多喝水或补液或运动饮料。参见图表"呕吐"或图表"腹泻"。

否↓

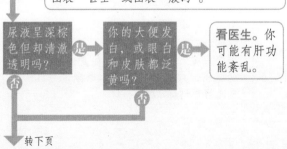

尿液呈深棕色但却清澈透明吗？ →是→ 你的大便发白，或眼白和皮肤都泛黄吗？ →是→ **看医生。** 你可能有肝功能紊乱。

否↓ ↓否

↓

转下页

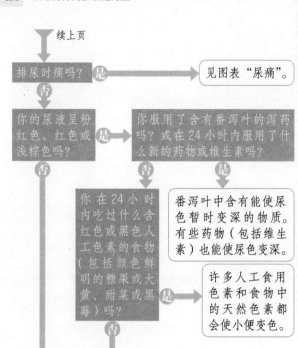

续上页

排尿时痛吗？ **是** ➜ 见图表"尿痛"。

否

你的尿液呈粉红色、红色或浅棕色吗？ **是** ➜ 你服用了含有番泻叶的泻药吗？或在 24 小时内服用了什么新的药物或维生素吗？

是

番泻叶中含有能使尿色暂时变深的物质。有些药物（包括维生素）也能使尿色变深。

否

你在 24 小时内吃过什么含红色或黑色人工色素的食物（包括颜色鲜明的糖果或大黄、甜菜或黑莓）吗？ **是** ➜ 许多人工食用色素和食物中的天然色素都会使小便变色。

否

立即看医生。 你可能有血尿或者尿道感染如膀胱炎。也有较小的可能是你患有肾癌、膀胱癌，或者结核病。如果你是男性，你可能有前列腺肥大。

转下页

续上页

你的尿液呈绿色或蓝色吗？ **是** → 绿尿或蓝尿一般是由食物或药物中的人工色素引起的。

否

如果你的尿液呈粉红色，红色或浅棕色

立即看医生。如果你排出的尿呈粉红色、红色或浅棕色，但无明显原因，那么你可能有血尿，血尿可能是由肾癌或膀胱癌引起的。

如果你无法通过这个图表做出诊断，**请去看医生**。

尿　痛
——排尿时感觉不舒服，有时还伴有下腹部疼痛

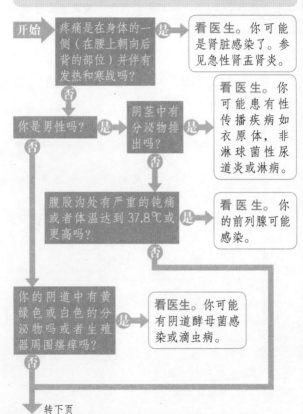

开始 → 疼痛是在身体的一侧（在腰上朝向后背的部位）并伴有发热和寒战吗？ —**是**→ **看医生。** 你可能是肾脏感染了。参见急性肾盂肾炎。

↓**否**

你是男性吗？ —**是**→ 阴茎中有分泌物排出吗？ —**是**→ **看医生。** 你可能患有性传播疾病如衣原体，非淋球菌性尿道炎或淋病。

↓**否**　　　　　　　　　　　　↓**否**

腹股沟处有严重的钝痛或者体温达到37.8℃或更高吗？ —**是**→ **看医生。** 你的前列腺可能感染。

↓**否**

你的阴道中有黄绿色或白色的分泌物吗或者生殖器周围瘙痒吗？ —**是**→ **看医生。** 你可能有阴道酵母菌感染或滴虫病。

↓**否**

↓ 转下页

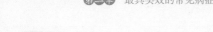

续上页

你排尿比往常频繁吗？ **是** → **看医生。**你的膀胱可能有炎症。

否

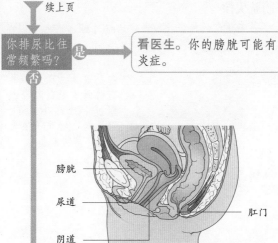

膀胱

尿道

肛门

阴道

女性的尿道较短，所以容易罹患膀胱感染，特别是那些正常寄居在肠道中的细菌引起的感染。

如果你无法通过这个图表做出诊断，请去看医生。

膀胱失控

——不随意的排尿。如果你已超过65岁，也可以参见图表"老年人膀胱失控"

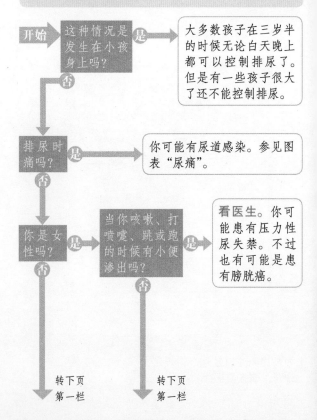

开始 → 这种情况是发生在小孩身上吗？	—是→	大多数孩子在三岁半的时候无论白天晚上都可以控制排尿了。但是有一些孩子很大了还不能控制排尿。
↓否		
排尿时痛吗？	—是→	你可能有尿道感染。参见图表"尿痛"。
↓否		
你是女性吗？ —是→ 当你咳嗽、打喷嚏、跳或跑的时候有小便渗出吗？	—是→	**看医生。**你可能患有压力性尿失禁。不过也有可能是患有膀胱癌。
↓否	↓否	
转下页第一栏	转下页第一栏	

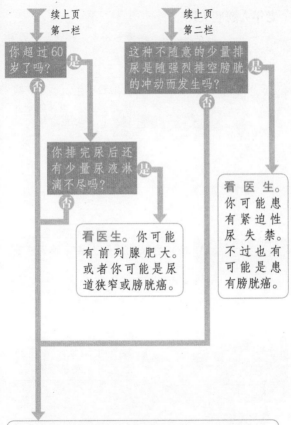

续上页
第一栏

你超过60岁了吗？　　是

否

这种不随意的少量排尿是随强烈排空膀胱的冲动而发生吗？　　是

否

你排完尿后还有少量尿液淋漓不尽吗？　　是

否

看医生。你可能有前列腺肥大。或者你可能是尿道狭窄或膀胱癌。

看医生。你可能患有紧迫性尿失禁。不过也有可能是患有膀胱癌。

如果你无法通过这个图表做出诊断，**请去看医生。**

老年人膀胱失控

——不随意的排尿。仅在参考了图表"膀胱失控"后再使用本图表

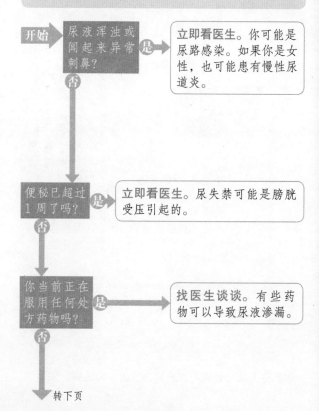

开始 尿液浑浊或闻起来异常刺鼻？ **是** → 立即看医生。你可能是尿路感染。如果你是女性，也可能患有慢性尿道炎。

否

便秘已超过1周了吗？ **是** → 立即看医生。尿失禁可能是膀胱受压引起的。

否

你当前正在服用任何处方药物吗？ **是** → 找医生谈谈。有些药物可以导致尿液渗漏。

否

转下页

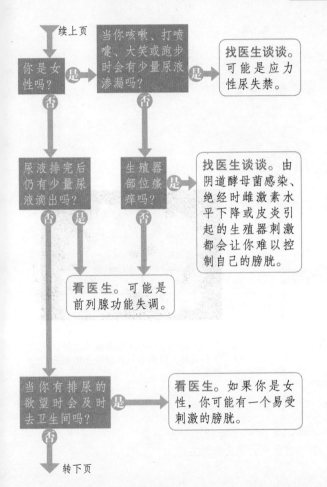

续上页

你是女性吗？

是 → 当你咳嗽、打喷嚏、大笑或跑步时会有少量尿液渗漏吗？

是 → 找医生谈谈。可能是应力性尿失禁。

否

否

尿液排完后仍有少量尿液滴出吗？

生殖器部位瘙痒吗？

是 → 找医生谈谈。由阴道酵母菌感染、绝经时雌激素水平下降或皮炎引起的生殖器刺激都会让你难以控制自己的膀胱。

否

否

是

看医生。可能是前列腺功能失调。

当你有排尿的欲望时会及时去卫生间吗？

是 → 看医生。如果你是女性，你可能有一个易受刺激的膀胱。

否

转下页

续上页

你有以下两个或两个以上的症状吗？
● 个性改变
● 个人形象或卫生习惯下降
● 记不住最近发生的事件

是

看医生。这些症状提示有阿尔茨海默病。

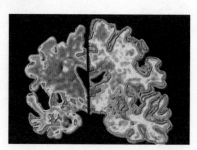

正常人大脑(右)同阿尔茨海默氏病患者大脑(左)电脑增强图像的比较。阿尔茨海默氏病患者的大脑由于细胞死亡而萎缩。

否

如果你无法通过这个图表做出诊断，请去看医生。

生殖系统症状

睾丸疼痛或增大

——一侧或两侧的睾丸或者阴囊（包裹睾丸的囊体）出现的疼痛或肿胀

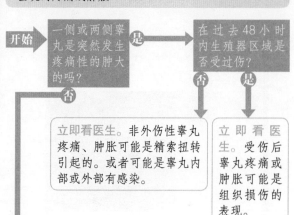

开始 → 一侧或两侧睾丸是突然发生疼痛性的肿大的吗？ ——**是**→ 在过去48小时内生殖器区域是否受过伤？

否

否 / **是**

立即看医生。非外伤性睾丸疼痛、肿胀可能是精索扭转引起的。或者可能是睾丸内部或外部有感染。

立即看医生。受伤后睾丸疼痛或肿胀可能是组织损伤的表现。

阴囊是否有疼痛性肿胀？ ——**是**→ 看医生。肿胀可能由腹股沟疝引起的，或是由睾丸周围的静脉曲张产生的积液引起。

否

↓

转下页

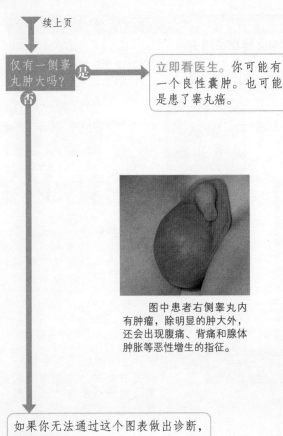

续上页

仅有一侧睾丸肿大吗？ **是** → 立即看医生。你可能有一个良性囊肿。也可能是患了睾丸癌。

否

图中患者右侧睾丸内有肿瘤，除明显的肿大外，还会出现腹痛、背痛和腺体肿胀等恶性增生的指征。

如果你无法通过这个图表做出诊断，请去看医生。

男性性交痛

——在性交过程中或之后出现的疼痛或不适

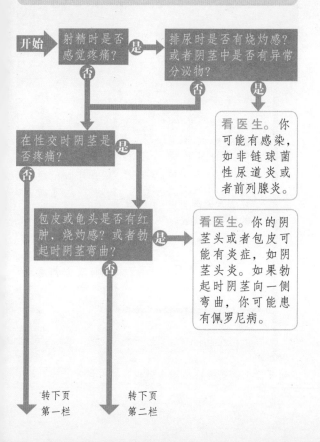

开始 → 射精时是否感觉疼痛？ —是→ 排尿时是否有烧灼感？或者阴茎中是否有异常分泌物？

否↓

（排尿时是否有烧灼感？）否↓

（排尿时是否有烧灼感？）是→ **看医生。你可能有感染，如非链球菌性尿道炎或者前列腺炎。**

在性交时阴茎是否疼痛？ —是↓

否↓

包皮或龟头是否有红肿，烧灼感？或者勃起时阴茎弯曲？ —是→ **看医生。你的阴茎头或者包皮可能有炎症，如阴茎头炎。如果勃起时阴茎向一侧弯曲，你可能患有佩罗尼病。**

否↓

转下页第一栏

转下页第二栏

续上页
第一栏

续上页
第二栏

性交后阴茎头有疼痛吗？

是

你的伴侣在性交时感到紧张或难以唤起性欲吗？或者她在性交时也会感到不适吗？

否

是

否

看医生。你可能对你的伴侣使用的某种物质过敏（如杀精子药、清洗剂），或者对避孕套里的润滑剂过敏。

你的伴侣的阴道可能比较干涩，这可能是由前期爱抚不足、紧张或焦虑引起的。阴道干涩会使你们双方都感到疼痛。

如果你无法通过这个图表做出诊断，请去看医生。

女性乳腺疼痛或肿块

——一侧或两侧乳房出现疼痛、触痛或肿块。参见乳房的自我检查

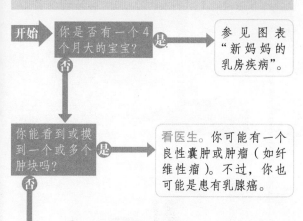

| 开始 | 你是否有一个4个月大的宝宝？ | **是** | 参见图表"新妈妈的乳房疾病"。 |

否

| 你能看到或摸到一个或多个肿块吗？ | **是** | 看医生。你可能有一个良性囊肿或肿瘤（如纤维性瘤）。不过，你也可能是患有乳腺癌。 |

否

如果你的乳房有肿块

去看医生，如果你发现乳房中有一个肿块。你可能患有乳腺癌。即使在乳腺X线检查正常后也不要忽视任何迅速出现的肿块。虽然乳腺X线检查可以在你没有感觉到有肿块形成之前探测出多种肿瘤，但并不是所有的肿瘤都可以呈现在X线片上。

转下页

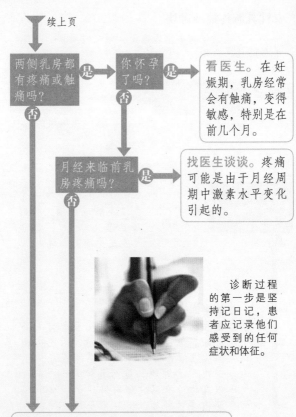

续上页

两侧乳房都有疼痛或触痛吗？ — **是** → 你怀孕了吗？ — **是** → 看医生。在妊娠期，乳房经常会有触痛，变得敏感，特别是在前几个月。

否 ↓

月经来临前乳房疼痛吗？ — **是** → 找医生谈谈。疼痛可能是由于月经周期中激素水平变化引起的。

否 ↓

诊断过程的第一步是坚持记日记，患者应记录他们感受到的任何症状和体征。

如果你无法通过这个图表做出诊断，请去看医生。

新妈妈的乳房疾病

——有一个 4 个月大的宝宝，乳房出现疼痛、触痛或肿块

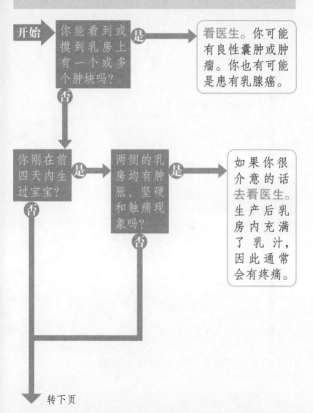

开始 → 你能看到或摸到乳房上有一个或多个肿块吗？

是 → 看医生。你可能有良性囊肿或肿瘤。你也有可能是患有乳腺癌。

否 ↓

你刚在前四天内生过宝宝吗？

是 → 两侧的乳房均有肿胀、坚硬和触痛现象吗？

是 → 如果你很介意的话去看医生。生产后乳房内充满了乳汁，因此通常会有疼痛。

否 ↓

否 ↓

转下页

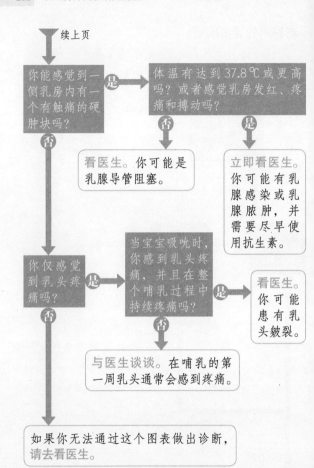

续上页

你能感觉到一侧乳房内有一个有触痛的硬肿块吗？ —是→ 体温有达到37.8℃或更高吗？或者感觉乳房发红、疼痛和搏动吗？

否↓

是↓

看医生。你可能是乳腺导管阻塞。

立即看医生。你可能有乳腺感染或乳腺脓肿，并需要尽早使用抗生素。

你仅感觉到乳头疼痛吗？ —是→ 当宝宝吸吮时，你感到乳头疼痛，并且在整个哺乳过程中持续疼痛吗？ —是→ 看医生。你可能患有乳头皲裂。

否↓

否↓

与医生谈谈。在哺乳的第一周乳头通常会感到疼痛。

如果你无法通过这个图表做出诊断，请去看医生。

闭 经
——在应该来的时候月经不来潮

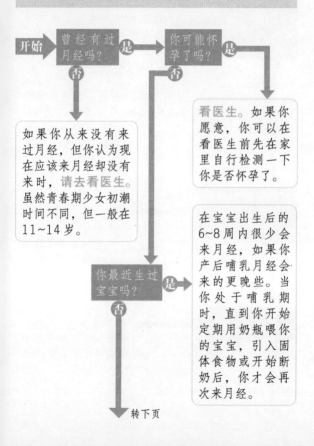

开始 → 曾经有过月经吗？ —**是**→ 你可能怀孕了吗？ —**是**→

否↓　　　　　　　　　　　　　　**否**

看医生。如果你愿意，你可以在看医生前先在家里自行检测一下你是否怀孕了。

如果你从来没有来过月经，但你认为现在应该来月经却没有来时，**请去看医生**。虽然青春期少女初潮时间不同，但一般在11~14岁。

你最近生过宝宝吗？ —**是**→ 在宝宝出生后的6~8周内很少会来月经，如果你产后哺乳月经会来的更晚些。当你处于哺乳期时，直到你开始定期用奶瓶喂你的宝宝，引入固体食物或开始断奶后，你才会再次来月经。

否↓

转下页

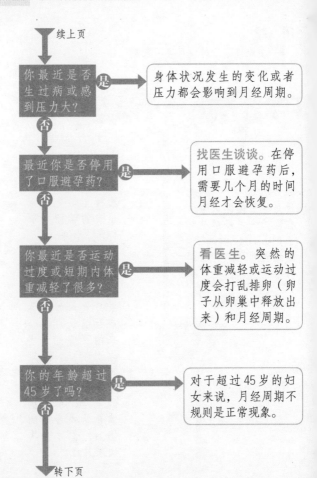

续上页

你最近是否生过病或感到压力大？ **是** → 身体状况发生的变化或者压力都会影响到月经周期。

否

最近你是否停用了口服避孕药？ **是** → 找医生谈谈。在停用口服避孕药后，需要几个月的时间月经才会恢复。

否

你最近是否运动过度或短期内体重减轻了很多？ **是** → 看医生。突然的体重减轻或运动过度会打乱排卵（卵子从卵巢中释放出来）和月经周期。

否

你的年龄超过45岁了吗？ **是** → 对于超过45岁的妇女来说，月经周期不规则是正常现象。

否

转下页

续上页

你有以下两个或两个以上的症状吗：
● 多毛
● 声音低沉
● 不明原因的体重增加

是 ➤ **看医生。**可能是由于激素分泌紊乱引起的闭经。

否

你是否正在服用药物？

是 ➤ **找医生谈谈。**有些药物会导致闭经。

否

性激素分泌异常

有几种激素共同调节月经周期。每个月位于大脑深部的下丘脑产生出释放激素，释放激素运至位于脑底部的脑垂体并刺激其释放垂体激素，垂体激素进而刺激卵巢释放卵子。同时这些激素也刺激卵巢生产女性激素如雌激素和孕激素。

许多因素可以使这种激素循环失去平衡。例如，精神压力、过度超重、过度运动、吸毒或严重的疾病，都可以影响到下丘脑激素的释放。

如果你无法通过这个图表做出诊断，**请去看医生。**

月经量过多

——行经时间超过 7 天以上，或者行经时间比平时长或经量多

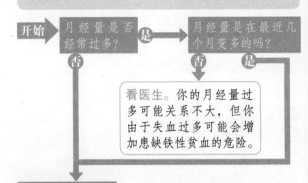

开始　月经量是否经常过多？　是　月经量是在最近几个月变多的吗？

否　　　　　否　　是

看医生。你的月经量过多可能关系不大，但你由于失血过多可能会增加患缺铁性贫血的危险。

你的行经量是否是在插入宫内避孕器（IUD）后开始变多的？　是　看医生。经量过多是宫内避孕器常见的副作用。

否

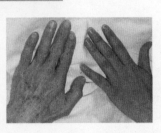

左侧的手明显有血液中血红蛋白减少而导致的缺铁（贫血）表现，这有可能月经过多引起的。相比之下右边的手就呈正常、健康的色彩。

转下页

续上页

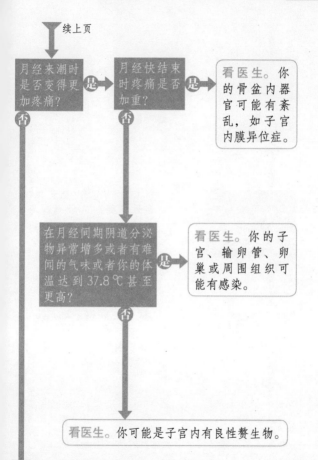

月经来潮时是否变得更加疼痛?

月经快结束时疼痛是否加重?

是 ➤ **看医生。**你的骨盆内器官可能有紊乱,如子宫内膜异位症。

在月经间期阴道分泌物异常增多或者有难闻的气味或者你的体温达到 37.8℃ 甚至更高?

是 ➤ **看医生。**你的子宫、输卵管、卵巢或周围组织可能有感染。

看医生。你可能是子宫内有良性赘生物。

转下页

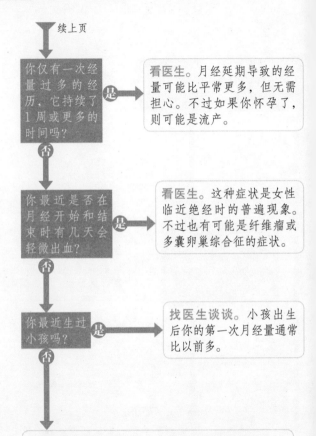

续上页

你仅有一次经量过多的经历，它持续了1周或更多的时间吗？

是 → 看医生。月经延期导致的经量可能比平常更多，但无需担心。不过如果你怀孕了，则可能是流产。

否

你最近是否在月经开始和结束时有几天会轻微出血？

是 → 看医生。这种症状是女性临近绝经时的普遍现象。不过也有可能是纤维瘤或多囊卵巢综合征的症状。

否

你最近生过小孩吗？

是 → 找医生谈谈。小孩出生后你的第一次月经量通常比以前多。

否

如果你无法通过这个图表做出诊断，**请去看医生。**

痛 经
——行经期疼

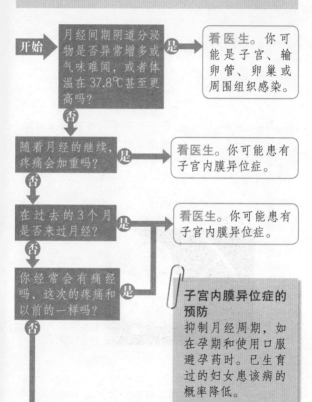

开始 月经间期阴道分泌物是否异常增多或气味难闻，或者体温在 37.8℃甚至更高吗？ → **是** → **看医生。**你可能是子宫、输卵管、卵巢或周围组织感染。

否

随着月经的继续，疼痛会加重吗？ → **是** → **看医生。**你可能患有子宫内膜异位症。

否

在过去的3个月是否来过月经？ → **是** → **看医生。**你可能患有子宫内膜异位症。

否

你经常会有痛经吗，这次的疼痛和以前的一样吗？ → **是** →

子宫内膜异位症的预防

抑制月经周期，如在孕期和使用口服避孕药时。已生育过的妇女患该病的概率降低。

否

↓ 转下页

续上页

自从你使用了宫内避孕器（IUD）后，月经来潮时比以前更痛了吗？ **是** → 看医生。经期疼痛增加有时是由内置的宫内避孕器引起的。

否

你最近已停止使用口服避孕药了吗？ **是** → 找医生谈谈。口服避孕药经常能减轻月经痛，因此，一些女性注意到当她们停药后疼痛就会增强。

否

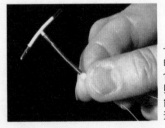

宫内节育器，一种放在子宫内的T形装置。有些含有激素可抑制排卵，不含激素的可能会造成月经出血过多和痛经。

如果你无法通过这个图表做出诊断，请去看医生。

女性骨盆痛

——骨盆部位疼痛。仅在参照过图表"腹痛"后才可使用这个图表

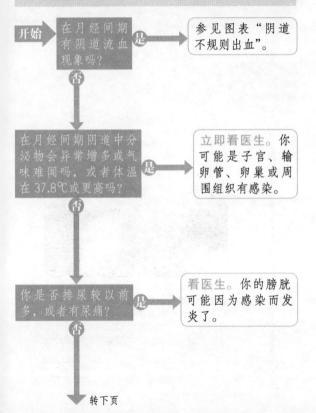

| 开始 | 在月经间期有阴道流血现象吗？ | 是 → | 参见图表"阴道不规则出血"。 |

否 ↓

| 在月经间期阴道中分泌物会异常增多或气味难闻吗，或者体温在37.8℃或更高吗？ | 是 → | 立即看医生。你可能是子宫、输卵管、卵巢或周围组织有感染。 |

否 ↓

| 你是否排尿较以前多，或者有尿痛？ | 是 → | 看医生。你的膀胱可能因为感染而发炎了。 |

否 ↓

转下页

续上页

疼痛是否在月经前期或行经期开始的？ **是** ➤ 参见图表"痛经"。

否

你便秘吗或者排气较以前多吗？ **是** ➤ 如果疼痛已持续3个小时以上的话**去看医生**。可能是最近一次的饮食改变影响了你的肠道，或者是你可能患有肠道疾病如肠易激综合征。

否

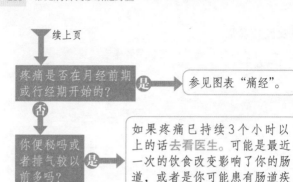

　　肠易激综合征是一种表现为肠道功能改变的紊乱，常由饮食或者精神因素引起。避免吃一些食物可以减少气体产生和胃肠胀气，比如碳酸饮料、未煮熟的食品或烘干果、豆类、绿花椰菜、花椰菜和生蔬菜。

如果你无法通过这个图表做出诊断，**请去看医生**。

阴道不规则出血

——发生在月经间期、怀孕期或绝经后的任何出血现象

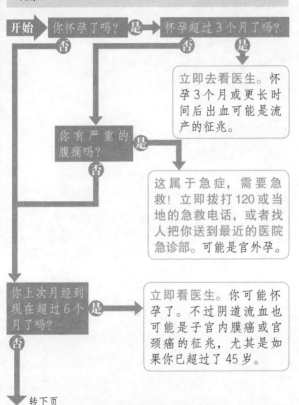

开始 ▶ 你怀孕了吗？ ─**是**→ 怀孕超过 3 个月了吗？

否

否

是

立即去看医生。怀孕 3 个月或更长时间后出血可能是流产的征兆。

你有严重的腹痛吗？ ─**是**→

否

这属于急症，需要急救！立即拨打 120 或当地的急救电话，或者找人把你送到最近的医院急诊部。可能是宫外孕。

你上次月经到现在超过 6 个月了吗？ ─**是**→

否

立即看医生。你可能怀孕了。不过阴道流血也可能是子宫内膜癌或宫颈癌的征兆，尤其是如果你已超过了 45 岁。

转下页

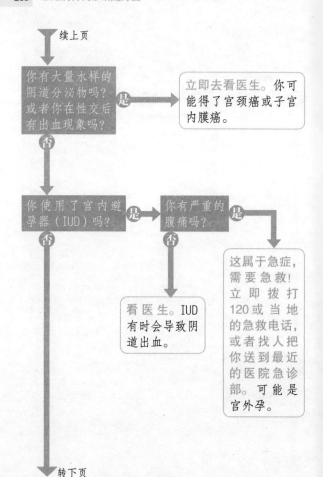

续上页

你有大量水样的阴道分泌物吗？或者你在性交后有出血现象吗？

是 → 立即去看医生。你可能得了宫颈癌或子宫内膜癌。

否

你使用了宫内避孕器（IUD）吗？

是 → 你有严重的腹痛吗？

是 → 这属于急症，需要急救！立即拨打120或当地的急救电话，或者找人把你送到最近的医院急诊部。可能是宫外孕。

否 → 看医生。IUD有时会导致阴道出血。

否

转下页

续上页

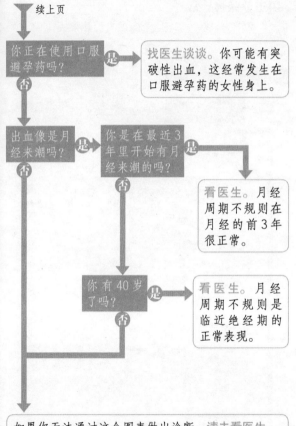

你正在使用口服避孕药吗？ **是** → 找医生谈谈。你可能有突破性出血，这经常发生在口服避孕药的女性身上。

否

出血像是月经来潮吗？ **是** → 你是在最近3年里开始有月经来潮的吗？ **是** → 看医生。月经周期不规则在月经的前3年很正常。

否

你有40岁了吗？ **是** → 看医生。月经周期不规则是临近绝经期的正常表现。

否

如果你无法通过这个图表做出诊断，请去看医生。

阴道分泌物异常
——阴道分泌物的颜色、黏稠度或数量与往常不同

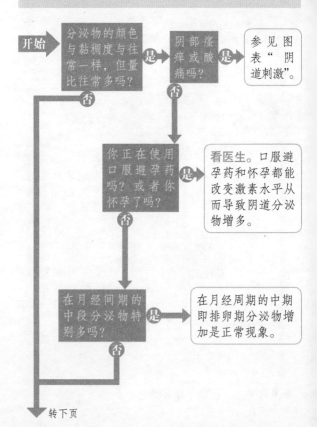

开始 → 分泌物的颜色与黏稠度与往常一样，但量比往常多吗？ —是→ 阴部瘙痒或酸痛吗？ —是→ 参见图表"阴道刺激"。

否

你正在使用口服避孕药吗？或者你怀孕了吗？ —是→ 看医生。口服避孕药和怀孕都能改变激素水平从而导致阴道分泌物增多。

否

在月经间期的中段分泌物特别多吗？ —是→ 在月经周期的中期即排卵期分泌物增加是正常现象。

否

转下页

续上页

分泌物呈白色泡沫状吗？ **是** → 看医生。你可能有阴道酵母菌感染。

否

分泌物是黄绿色并伴有难闻的气味吗？ **是** → 下腹部疼痛吗？ **是** → 立即看医生。这种分泌物可能是由子宫、输卵管、卵巢或周围组织急性感染引起的。

否

否

你有可能忘了取出阴道内的棉球或避孕用品（例如避孕膜）？ **是** → 在你取出它们后，尤其是当你感到不舒服或出现皮疹或发热时，请立即看医生。这些用品都可能导致感染。

否

看医生。你可能是阴道感染。

转下页

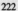

续上页

分泌物呈红色
或棕色，或在
月经间期偶尔
有滴血吗？

是 → 参见图表"阴道不规则出血"。

否

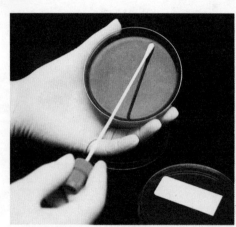

阴道分泌物培养，将阴道分泌物涂于载玻片
或培养皿中，在显微镜下观察，以便确诊病因。

如果你无法通过这个图表做出诊断，
请去看医生。

阴道刺激
—— 阴道内部或边缘瘙痒或酸痛

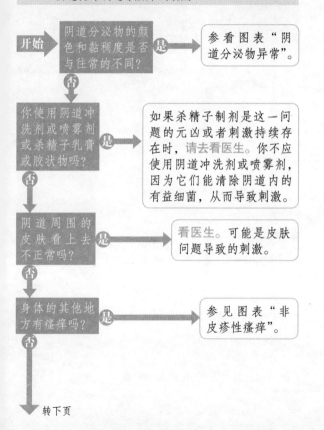

开始 → 阴道分泌物的颜色和黏稠度是否与往常的不同？ —是→ 参看图表"阴道分泌物异常"。

↓否

你使用阴道冲洗剂或喷雾剂或杀精子乳膏或胶状物吗？ —是→ 如果杀精子制剂是这一问题的元凶或者刺激持续存在时，**请去看医生**。你不应使用阴道冲洗剂或喷雾剂，因为它们能清除阴道内的有益细菌，从而导致刺激。

↓否

阴道周围的皮肤看上去不正常吗？ —是→ **看医生**。可能是皮肤问题导致的刺激。

↓否

身体的其他地方有瘙痒吗？ —是→ 参见图表"非皮疹性瘙痒"。

↓否

转下页

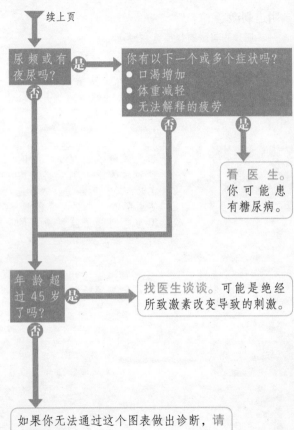

续上页

尿频或有夜尿吗？ — 是 → 你有以下一个或多个症状吗？
● 口渴增加
● 体重减轻
● 无法解释的疲劳

否

是 → 看医生。你可能患有糖尿病。

年龄超过45岁了吗？ — 是 → 找医生谈谈。可能是绝经所致激素改变导致的刺激。

否

如果你无法通过这个图表做出诊断，请去看医生。

女性性交痛

——在性交时或刚结束后感觉疼痛或不适

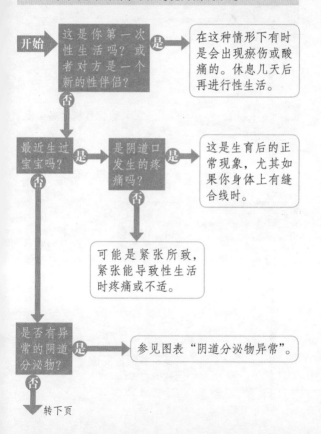

开始 → 这是你第一次性生活吗？或者对方是一个新的性伴侣？ —**是**→ 在这种情形下有时是会出现瘀伤或酸痛的。休息几天后再进行性生活。

否

最近生过宝宝吗？ —**是**→ 是阴道口发生的疼痛吗？ —**是**→ 这是生育后的正常现象，尤其如果你身体上有缝合线时。

否

否 → 可能是紧张所致，紧张能导致性生活时疼痛或不适。

是否有异常的阴道分泌物？ —**是**→ 参见图表"阴道分泌物异常"。

否

↓ 转下页

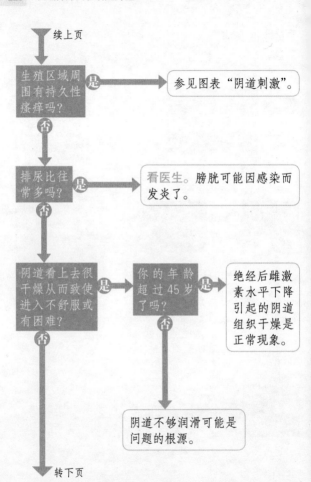

续上页

生殖区域周围有持久性瘙痒吗？ — **是** → 参见图表"阴道刺激"。

否

排尿比往常多吗？ — **是** → 看医生。膀胱可能因感染而发炎了。

否

阴道看上去很干燥从而致使进入不舒服或有困难？ — **是** → 你的年龄超过45岁了吗？ — **是** → 绝经后雌激素水平下降引起的阴道组织干燥是正常现象。

否（阴道看上去）

否（年龄）→ 阴道不够润滑可能是问题的根源。

转下页

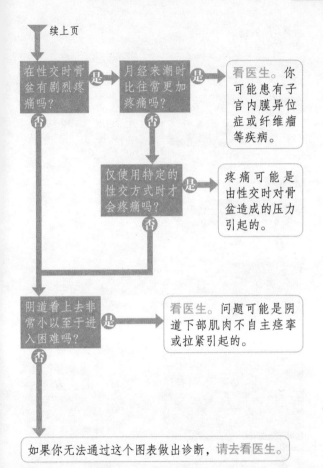

不孕不育

——有性生活且没有使用避孕措施，超过 12 个月而未能怀孕

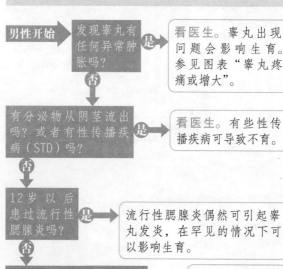

男性开始 ➡ 发现睾丸有任何异常肿胀吗？ —**是**➡ 看医生。睾丸出现问题会影响生育。参见图表"睾丸疼痛或增大"。

否⬇

有分泌物从阴茎流出吗？或者有性传播疾病（STD）吗？ —**是**➡ 看医生。有些性传播疾病可导致不育。

否⬇

12 岁以后患过流行性腮腺炎吗？ —**是**➡ 流行性腮腺炎偶然可引起睾丸发炎，在罕见的情况下可以影响生育。

否⬇

你是否超重，洗热水澡或桑拿浴，穿紧身衣服，吸烟，酗酒，吸毒或吃的较差；或者你健康状态差；生殖道曾做过手术或者生殖道有异常吗？ —**是**➡ 看医生。健康状况差也会影响生育。在生殖道进行的手术或生殖道结构异常会阻碍精液的运行。

否⬇

转 230 页

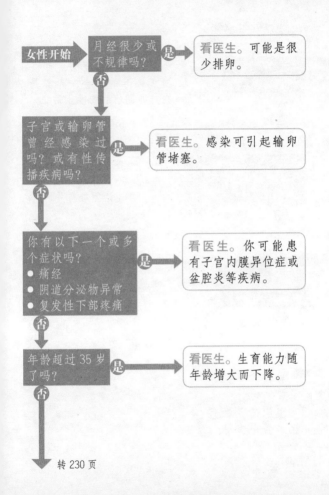

女性开始 → 月经很少或不规律吗？ —是→ 看医生。可能是很少排卵。

否↓

子宫或输卵管曾经感染过吗？或有性传播疾病吗？ —是→ 看医生。感染可引起输卵管堵塞。

否↓

你有以下一个或多个症状吗？
● 痛经
● 阴道分泌物异常
● 复发性下部疼痛
—是→ 看医生。你可能患有子宫内膜异位症或盆腔炎等疾病。

否↓

年龄超过35岁了吗？ —是→ 看医生。生育能力随年龄增大而下降。

否↓

转 230 页

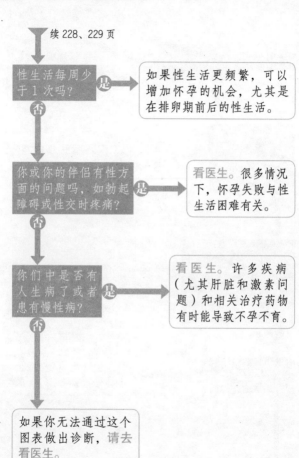

续 228、229 页

性生活每周少于 1 次吗？ **是** → 如果性生活更频繁，可以增加怀孕的机会，尤其是在排卵期前后的性生活。

否

你或你的伴侣有性方面的问题吗，如勃起障碍或性交时疼痛？ **是** → 看医生。很多情况下，怀孕失败与性生活困难有关。

否

你们中是否有人生病了或者患有慢性病？ **是** → 看医生。许多疾病（尤其肝脏和激素问题）和相关治疗药物有时能导致不孕不育。

否

如果你无法通过这个图表做出诊断，请去看医生。

其他症状

感觉周身不适

——感到身体不舒服但又说不清楚

开始 → 你的体温有 37.8℃ 或更高吗？ —**是**→ 参见图表 "发热"。

否

↓

你突然感到不同于平常的劳累，当你四处走动时，你觉得胸和手臂不适吗？ —**是**→ 立即看医生。突然开始有这样症状说明你有心脏病，正面临着心脏病发作的威胁。

否

↓

你觉得紧张或焦虑吗？ —**是**→ 你可能有焦虑症。参见图表 "焦虑"。

否

↓

转下页

续上页

有时候你觉得累吗？ → **是** → 你已经连续几个星期辛苦工作而没有休息？ → **是** → 你可能受到压力的影响。

否

否

你最近刚从严重的病毒感染中康复吗，如流感或传染性单核细胞增多症？ → **是** → **看医生。**如果你的症状持续超过3周。从重度感染中恢复过来需要几个星期时间，这段时间，要保持放松，保证充足的睡眠和合理的营养。

否

你有以下一种或多种症状吗？
- 睡眠障碍
- 无法集中注意力或做决定
- 对性生活缺乏兴趣
- 头痛反复发作
- 经常感觉悲伤

→ **是** → **看医生。**你可能得了抑郁症。参见图表"抑郁"。或者你可能得了缺铁性贫血、甲状腺功能亢进症或慢性疲劳综合征。

否

转下页 第一栏　　转下页 第二栏

续上页 第一栏　　　续上页 第二栏

根据本书身体质量指数表，你超重吗？ —**是**→ 看医生。因为超重能增加身体的压力。减肥可以帮你感觉好些。

↓ **否**

你经常锻炼吗？ —**是**→ 有规律的锻炼可以保持你身心健康。

↓ **否**

你正在吃药吗？ —**是**→ 请去看医生。有些药可能使你感觉疲倦或不舒服。

↓ **否**

你没有刻意减肥体重却降了很多吗（在 10 周或更短的时间里减少了 4.5kg 或更多）？ —**是**→ 参见图表"不明原因的体重下降"。

↓ **否**

如果你无法通过这个图表做出判断，**请去看医生。**

不明原因的体重下降

——没有刻意减肥体重却下降了很多（在 10 周或更短的时间里减少了 4.54kg 或更多）

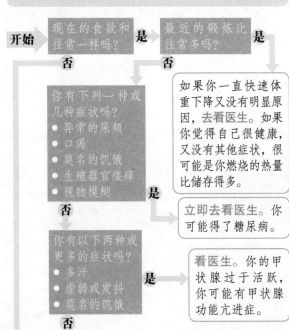

开始 → 现在的食欲和往常一样吗？ —**是**→ 最近的锻炼比往常多吗？ —**是**→

↓**否** ↓**否**

你有下列一种或几种症状吗？
- 异常的尿频
- 口渴
- 莫名的饥饿
- 生殖器官瘙痒
- 视物模糊

如果你一直快速体重下降又没有明显原因，**去看医生**。如果你觉得自己很健康，又没有其他症状，很可能是你燃烧的热量比储存得多。

—**是**→ **立即去看医生**。你可能得了糖尿病。

↓**否**

你有以下两种或更多的症状吗？
- 多汗
- 虚弱或发抖
- 莫名的饥饿

—**是**→ **看医生**。你的甲状腺过于活跃，你可能有甲状腺功能亢进症。

↓**否**

看医生。如果你觉得健康，你的体重下降可能属于正常现象。否则，你有可能患了感染或癌症。

转下页

续上页

你腹泻吗? **是** → 大便是否颜色淡、量大、有悬浮物和油腻? **是** → 看医生。你可能患有影响身体对营养物质吸收的疾病,如乳糜泻,炎症性肠病或者乳糖不耐受。

否

否

你的肠道工作规律改变了吗,或者有便血吗? **是** → 立即看医生。你可能得了炎症性肠病或结肠癌。

否

你的肠道工作规律改变了吗,或者有便血吗? **是** → 立即看医生。你可能患胃溃疡、胆结石或胃癌。

否

如果你有无法解释的体重变轻
立即去看医生。要快,不明原因的体重下降有时是癌症的征兆。

转下页

续上页

你有以下两种或以上症状吗?
- 夜晚出汗
- 反复发热
- 不明原因的疲劳
- 感觉浑身不舒服
- 持续咳嗽
- 咳痰中带血丝

是 →

立即看医生。你可能得了严重的慢性感染,如结核病或艾滋病。有可能你得了某种癌症,如霍奇金病(淋巴肉芽肿)。

否

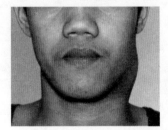

结核病可以引起身体不同部位的病变,有些患者的颈部淋巴腺肿大产生且有排放分泌物的可能。

如果你无法通过这个图表做出判断,请去看医生。

睡眠障碍

——经常无法入睡或保持熟睡。对于5岁以下的儿童，参见图表"儿童夜间觉醒"

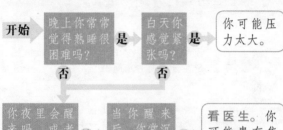

开始

晚上你常常觉得熟睡很困难吗？ ——**是**→ 白天你感觉紧张吗？ ——**是**→ 你可能压力太大。

↓**否** ↓**否**

你夜里会醒来吗，或者早上起得很早，再次入睡很困难？ ——**是**→ 当你醒来后，你常沉溺于你的问题或感觉毫无意义？ ——**是**→ 看医生。你可能患有焦虑或抑郁症，也可见图表"焦虑"和"抑郁"。

↓**否** ↓**否**

你在半夜醒来时会觉得呼吸短促吗？ ——**是**→ 立即看医生。有些肺或心脏的问题，诸如充血性心力衰竭会在你躺下时导致呼吸急促。

↓**否**

转下页

续上页

你已经过了60岁吗？ **是** → 有些人随着年龄增大会越来越难以入睡。

否

你怀孕了吗？ **是** → 怀孕期间难以入睡是普遍现象，特别是在分娩前的几周。

否

你最近饮用咖啡、茶、可乐或其他含咖啡因的饮料比往常多吗？ **是** → 咖啡因是一种兴奋剂，会导致失眠。避免或减少咖啡因的摄入，尤其是在夜晚或者深夜。

否

你晚上吃得多吗，或喝很多酒吗？ **是** → 试着晚上早点吃饭，且吃得清淡些，或者将酒精的摄入量减至适当的水平。

否

最近你停用或减少镇静剂或其他你用于治疗睡眠药物的用量了吗？ **是** → 与医生谈谈。如果你一直在使用镇静剂或催眠药，突然停用或减少剂量会搅乱你的睡眠，并能引起其他问题。医生会帮你逐渐安全地减少服用剂量。

否

转下页

续上页

大多数的日子里，你很少进行锻炼或者根本没有锻炼？ **是** → 你可能还没有累到可以轻松地入睡。试着白天锻炼，但不要在睡前锻炼。

否

如果你无法通过这个图表做出诊断，或者如果自我测量无效的话，请去看医生。

提高你的睡眠质量

如果你由于某种原因导致睡眠困难，尝试以下的自我帮助方法：

● 减少或完全戒掉含咖啡因的饮料或酒精
● 避免睡觉前吃油腻的食物
● 睡前喝一杯热牛奶。牛奶中含一种必需氨基酸叫色氨酸，它是一种天然的助眠物
● 洗一个热水澡有助于放松
● 除了睡眠和性生活，不要用床进行其他运动
● 确保卧室不要太热并且让你的床垫保持舒适

发 热

——体温达到 37.8℃或者更高。对于 2 岁以下的儿童，参见图表"婴幼儿发热"。对于 2 ~ 12 岁的儿童，参见图表"儿童发热"

开始 你咳嗽吗？ **是** → 你休息时呼吸短促吗？你咳出的痰是深褐色或土黄色的吗？或你感觉有喘息吗？

否

否 ↓ **是** →

你头疼吗？或你的骨头和关节疼吗？

否 **是** →

立即去看医生。你可能有肺部感染，如肺炎或支气管炎。

看医生。如果你的症状持续了 2~3 天以上，你可能有病毒感染。

你头疼吗？
否 **是**

你有以下一个或更多的症状吗？
● 低头时会疼
● 恶心或呕吐
● 眼睛对光线敏感
● 嗜睡或意识错乱

是 →

这属于急症，需要急救！立即拨打 120 或者当地的急救电话或者找人把你送到最近的医院急诊部。你可能患有脑膜炎，它是一种严重危及生命的脑部感染性疾病。

否

↓ 转下页

续上页

你呕吐或腹泻吗？ 是 → **看医生。** 你可能消化道感染。

否

你的关节或骨痛吗？ 是 → **看医生。** 如果你的症状持续了 2~3 天以上。你可能有病毒感染，如流感。休息并喝大量液体。

否

测量体温

不要在以下情况下测量体温：洗了热水澡后，喝热或冷的饮料后，或抽烟时，否则你得到的将是错误读数。体温计有几种类型，包括水银和数字式体温计和体温带。考虑到水银可能泄漏，医生建议使用数字式体温计，它更安全和准确（但是比水银温度计稍贵些）。体温带（置于前额测量）测量体温很快，但是没有数字或水银体温计准确。

正常人体温度为 37℃，但是有个体差异，而且在一天当中同一个人也有 1 ~ 2℃ 的波动。清早的体温通常最低。

转下页

续上页

你有皮疹吗？ **是** ➙ 参见图表"发热出疹"。

否

你的喉咙疼吗？ **是** ➙ 看医生。你可能喉咙感染了。

否

你的后背（腰以上的一侧或两侧）疼吗？有寒意吗？ **是** ➙ 立即看医生。你可能肾脏感染，这种情况很严重。

否

你小便时疼吗？或你小便次数比往常多吗？ **是** ➙ 看医生。你可能有尿路感染。

否

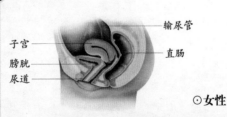

输尿管
子宫
直肠
膀胱
尿道

⊙女性

　　许多医生认为女性由于尿路相对较短更容易产生泌尿系统感染，这是由于生理结构上的差异，使细菌更容易进入女性的膀胱所致。

转下页

续上页

白天大部分时间你都待在强烈的阳光下或很热的环境中吗？

是

这属于急症，需要急救！立即拨打 120 或者当地的急救电话或者找人把你送到最近的医院急诊部。你可能是热衰竭或中暑，需要急救。

否

如果你的体温非常高
立即看医生。体温达 40℃ 或更高将很危险。用微温的水擦拭头和身体可以减缓一些。喝大量液体，尤其是水和补液或运动饮料来补充流失的体液。在服用阿司匹林或阿司匹林替代药来解热前先问问医生。

如果你无法通过这个图表做出诊断，或者你的体温 24 小时内没有恢复正常，或者你的体温很高或者再次升高，请去看医生。

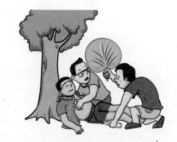

多 汗

——与温暖的环境和运动无关的出汗

开始 → 大部分时候你出汗吗？ —**是**→ 根据人体质量指数表，你有超重吗？ —**是**→

↓**否**

否↓

根据人体质量指数表，你有超重吗？ —**是**→ **看医生。** 如果你超重了，即使日常的体力劳动也会出汗。

你有以下 2 个或更多的症状吗？
● 无法解释的体重下降
● 食欲增加
● 虚弱或震颤
● 眼睛肿胀
● 心跳加快

—**是**→ **看医生。** 你的甲状腺功能可能过于活跃。

↓**否**

出汗主要是在夜晚吗，即使你没有盖厚毛毯？ —**是**→ 你持续咳嗽或你的体重下降吗？

↓**否**　　　　　　　　　　　　　**否**↓　　**是**↓

立即看医生。 你可能严重的慢性感染如结核病或艾滋病。或者你可能得了某种癌症如霍奇金病。

↓

转下页

续上页

你的体温在37.8℃或更高？ 是 → 出汗是发热的正常反应。

否

你是40岁以上的女性吗？ 是 → 你的月经变得没有规律吗？ 是 → 对于将要绝经的妇女，出汗增加是普遍现象。

否

你只有在月经周期才会出汗吗？ 是 → 对很多女性来说，在她们的月经周期出汗比平时多是正常现象。

否

服用大剂量的阿司匹林或喝酒以后你开始出汗吗？ 是 → **看医生**。可能阿司匹林是导致出汗的原因，酒精也会增加排汗。

否

转下页

续上页

你出汗时穿的是合成纤维的衣服吗，比如尼龙？ — **是** →

大多数合成纤维因为不能吸潮，也不能让皮肤正常呼吸而增加排汗。可能的话，穿吸湿性好的天然纤维（比如棉花或羊毛）做的衣服。

否

你的出汗问题仅在足部吗？ — **是** →

大多数人都有脚汗，避免穿合成材料的裤子和鞋，这些都会增加排汗。一天洗 1~2 次脚并擦干，在脚上涂点足粉。

否

你只是紧张或激动时才出汗吗？ — **是** →

在情绪紧张时多汗是普遍现象。

否

你是一个青少年吗？ — **是** →

在青少年时期，多汗是正常现象，尤其手上汗多。

否

如果你无法通过这个图表做出诊断或者你对过多出汗比较在意时，**请去看医生。**

咯 血

——咳出鲜血或者黏液，颜色呈条纹状的鲜红色或铁锈色，含有黑色微粒或小点，或者是呈淡红色泡沫状

开始

体温达到38.9℃或者更高吗？ —**是**→ 立即看医生。可能是肺炎或者急性支气管炎，尤其当咳出的是铁锈色或条纹状红色的黏液时。

↓**否**

呼吸是否短促并且不能平躺，甚至在不运动的时候？ —**是**→ 咳出的是淡红色泡沫状黏液吗？ —**是**→ 这属于急症，需要急救！立即拨打120或者当地的急救电话或者找人把你送到最近的医院急诊部。你可能有充血性心力衰竭。

↓**否** （咳出黏液）↓**否**

最近做过外科手术并要求卧床休息吗，或者在一次摔倒后静坐了很长时间？ —**是**→ 这属于急症，需要急救！立即拨打120或者当地的急救电话或者找人把你送到最近的医院急诊部。可能是肺部出现了血栓。

↓**否**

转下页

续上页

在过去1月内你得过流感或感冒吗，并让你持续咳嗽吗？ — **是** → **看医生。**咳嗽可能撕破了你呼吸道中的血管。

否

咳嗽已经有数周或数月了吗？ — **是** → **立即看医生。**你可能有结核病或肺癌。

否

如果你无法通过这个图表做出诊断，**请去看医生。**

如果你正在咳血
请立即看医生。如果你持续咳嗽数周，并且有血液咳出，这可能是肺癌的征兆，尤其是如果你曾经吸烟的话。

皮下肿胀

——你可以看到或感觉到皮下新出现的肿块或肿胀。12岁以下的孩子请参见图表"儿童肿胀"

开始 → 肿块或肿胀有疼痛、发红和发热现象吗？ — **是** → **去看医生。** 你的皮肤可能感染，如疥疮。这个部位最近受过伤，则可能有血肿，它是由血管损伤引发流血而导致的血液堆积。

否 ↓

你的颈部、腋窝、腹股沟处的淋巴结有肿胀或肿块吗？ — **是** → 你的体温有37.8℃或更高吗？ — **是** → **看医生。** 你可能患了感染性疾病，如传染性单核细胞增多症。

否 ↓（淋巴结）

否 ↓（体温）

你抽烟吗？ — **是** → **看医生。** 颈部肿块可能是喉癌的一个征兆。

否 ↓

转下页

续上页

在过去的几天里
你接种过疫苗吗，
比如伤寒疫苗？ —— **是** → 与医生谈谈。疫苗有时
会导致腺体增大。

否

你最近服用
药物吗？ —— **是** → 与医生谈谈。有些
药物，尤其是用于
治疗癫痫和甲状腺
功能紊乱的药，会
引起腺体增大。

否

立即去看医生。你可
能得了感染性疾病，
但还有可能就是你患
了淋巴系统肿瘤。

如果你有新的不明原
因的肿块
立即去看医生，对肿
块进行诊断。任何皮
下或皮上的肿块都可
能是癌症征兆。例如，
颈部肿块提示有喉癌
或甲状腺癌的可能。

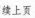

续上页

你的耳朵和下巴拐角部位有肿胀、疼痛或触痛吗？ **是** → 肿块在脸的两侧吗？ **是** → 打电话给医生。你可能得了腮腺炎。

否 （你的耳朵...） **否** （肿块在脸的两侧吗？）

立即去看医生。脸的一侧肿胀可能是由腮腺炎、牙齿脓肿、唾液管结石或唾液腺肿瘤引起的。

你的颈后两侧都有肿胀吗？ **是** → 你出粉红的疹子吗，或者你的体温在37.8 ℃或以上吗？ **是** → 看医生。你可能得了风疹或者传染性单核细胞增多症。

否 （你的颈后...） **否** （你出粉红的疹子...）

转下页

续上页

你的颈部左右两侧都肿吗？ —**是**→ 你的喉咙疼吗？ —**是**→

否

立即去看医生。你的喉咙可能感染了，如喉链球菌病、扁桃体炎或咽炎。或者是一种更常见的感染，如传染性单核细胞增多症或艾滋病。

否↓

看医生。你的喉咙可能感染了，如喉锁链球菌病、扁桃体炎或咽炎。不过，你也可能得了淋巴系统肿瘤如霍奇金病或非霍奇金淋巴瘤或者感染了艾滋病病毒。

肿胀在颈前部吗？你吞咽的时候，它会移动吗？ —**是**→

否

看医生。肿块只是你的喉结。不过，你也可能得了由甲状腺功能亢进症导致的甲状腺肿，或者甲状腺结节。

转下页

续上页

肿胀只出现在腋窝吗? — 是 → **看医生。** 由割伤或擦伤引起的手臂感染会导致腋窝处的腺体肿胀。不过,这种肿胀有时也是乳腺癌或肺癌的一个首发征兆。

否 ↓

肿胀出现在腹股沟吗? — 是 → **它柔软吗?并当你躺下来用手按时它会消失吗?或者当你咳嗽或紧张时,它会变大吗?** — 是 → **去看医生。** 你可能得了股疝或腹股沟疝。

否 → **去看医生。** 你的腺体肿胀可能是得了感染性疾病的结果。

否 ↓

肿胀出现在腹股沟吗? — 是 → **立即看医生。** 大多数乳房肿块是无害的囊肿。参见乳房肿块。不过,乳房肿块也可能是乳腺癌的征兆。参见图表"乳腺疼痛或肿块"。

否 ↓

如果你无法通过这个图表做出诊断,**请去看医生。**

儿童常见症状

儿童夜醒

——适合5岁以上儿童。夜间睡眠障碍，导致小孩哭泣或喊叫

开始 → 孩子体温超过37.8℃，或者看起来像是生病了？ —**是**→ **看医生。**疾病可以扰乱孩子的睡眠。请看图表"婴幼儿发热"，"婴儿哭闹"和"儿童发热"。

否

孩子还没满6周吗？ —**是**→ 当宝宝清醒时，有给他喂食吗？ —**是**→ 喂食之后宝宝会重新入睡吗？

否　　　　　　　　　　　**否**　　　　　　　　　　　　　　**否**　**是**

因为小孩太小，所以没有至少1～2次的喂食是不能整夜睡觉的。参见图表"婴儿哭闹"。

你的宝宝可能养成了不规律的睡眠习惯，或者是房间太吵、太亮、太热或太冷。建立一个睡眠时刻表和日常就寝时间，并保持房间昏暗、安静、温度适宜（20~21℃）以促进睡眠。

在这个年龄段夜间因饥饿而觉醒是正常的。无论何时只要他饿了就需要喂食，至少每隔几个小时就需要一次。

转下页

续上页

孩子还不满6个月大吗？ —是→ **当小孩清醒时，有给他喂食吗？** —是→ **喂食后小孩会继续睡觉吗？** 是 否

否

无论何时只要清醒，就给他喂食。小孩可能是饿了，如果能在夜间喂食睡眠会更好。参见图表"婴儿哭闹"。

这个年龄的孩子经常因饥饿而醒。在小孩上床前尽量给小孩喂食。

孩子还不满1岁吗？ —是→ **宝宝夜间睡觉时会踢被子吗？** —是→ 宝宝夜醒可能是因为冷的缘故。给宝宝穿上温暖的睡衣裤或睡袋，或者使房间再温暖些，或许可以解决这个问题。

否

否

转下页
第一栏

转下页
第二栏

续上页
第一栏
续上页
第二栏

宝宝的屁股
看上去发红
或皮疹吗？

是

看医生。你孩子可能患有"尿布疹"，当他小便时，因刺痛而惊醒。

否

孩子在夜里
大多数时间
睡得都很好，
但是早上醒
得很早吗？

是

你的小孩可能不需要更多的睡眠。给小孩换尿布，喂点水，或者放些玩具在童床里，可能会使小孩更舒服和忙着玩耍，从而使你得到更多的睡眠。

否

你的小孩可能养成了不规律的睡眠习惯。建立一个睡眠时刻表和日常就寝时间。

当孩子醒来时看上
去是否很不安或受
到惊吓？

是

可能是噩梦惊醒了小孩。如果孩子害怕黑暗，请在房间保持昏暗的灯光。

否

转下页

续上页

孩子最近经历过压力性事件（如有了一个弟弟或妹妹，或者上学）吗，或者房间内有让其紧张的东西吗？

是 ➡ 焦虑会让孩子无法睡觉。白天和就寝时间额外的照顾和关爱有助于解决这个问题。

否

如果你的孩子有睡眠障碍
大多数儿童在青春期之前逐渐摆脱掉梦魇、夜惊和梦游。确保孩子在白天不要太累，晚上有充足的睡眠障碍。如果你的孩子睡眠障碍持续存在，**带他去看医生。**

如果你担心孩子梦游并且无法通过这个图表做出诊断时，**请带孩子去看医生。**

婴儿哭闹

——适合 6 个月以下儿童。婴儿不停地哭泣

开始 → 当宝宝不哭时是否易被激怒，无精打采或厌食？ —**是**→ 宝宝体温超过 37.8℃吗？

↓**否**

当宝宝不哭时是否易被激怒（流程）→**否**→ 看儿科医生。你的宝宝可能生病了，如感冒或轻度胃肠炎，或者可能正在长牙。不过也可能是患了较严重的疾病。

宝宝体温超过 37.8℃吗？ →**是**→ 参见图表"婴幼儿发热"。

宝宝还不满 3 个月大吗？ —**是**→ 宝宝是否通常在黄昏或傍晚时都会长时间哭泣呢？ —**是**→ 看儿科医生。你的宝宝可能有绞痛。

↓**否**

宝宝是否通常在黄昏或傍晚时都会长时间哭泣呢？ ↓**否**

宝宝是在刚入睡时开始哭泣吗？ —**是**→ 刚好睡着前发生的小肌肉痉挛或抽动，可能突然惊醒你的宝宝。

↓**否**

转下页

续上页

宝宝冷吗？ **是** ▷ 保持房间温度至少20℃，并且确保孩子穿着适宜。在没有穿与天气相适宜的衣物时不要让宝宝暴露到极端寒冷的室外。确保宝宝的头部有遮挡，并用围巾或毯子松松地盖住宝宝的鼻子和嘴。

否

当你和宝宝戏耍时他是否会停止哭泣？ **是** ▷ 你的宝宝可能是无聊或孤独。要尽量多地与你的宝宝交流。尽量多留意宝宝或者把宝宝放在他能看见你的地方。许多宝宝在拿到一个中意的玩具或毯子时，都会安静下来。

否

宝宝的屁股看上去有发红或皮疹吗？ **是** ▷ 可能是尿布疹正在骚扰你的宝宝。

否

转下页

续上页

喂食后不到 2 小时宝宝又开始哭泣？

是 →

你可能没有提供足够的食物。如果是母乳喂养，请多次和更长时间地给孩子喂奶。如果是奶瓶喂养，增加奶量。

宝宝在喂食之后会停止哭泣吗？

是 ↑

否 ↓

无论何时只要宝宝哭泣就尝试喂食，以确保宝宝不饿。

否 ↓

喂养问题

许多婴儿在吸吮完母乳或奶瓶几分钟后啼哭。出现这种情况，首先抱起宝宝抚摸安慰他，如果他确实吃饱了会很快停止啼哭安静入睡。如果宝宝仍然哭闹或者在两次喂养之间哭闹明显，说明他并没有获得足够的乳汁，可继续喂哺但不要强迫其进食，宝宝吃饱后会自行停止吸吮。有时婴儿啼哭是由于口渴，特别是在炎热的天气里，喂水后啼哭就会停止。如果婴儿在用奶瓶喂哺时啼哭，很可能是橡皮奶嘴的孔太小或堵住了而无法吸吮到奶水，试着更换一个新的奶嘴。

如果宝宝哭泣让你很担心并且你无法通过这个图表做出诊断，**请带宝宝去看医生。**

婴儿呕吐

——适合6个月以下的儿童。喂养后打嗝或呕吐

开始 ➤ 宝宝看上去除了呕吐外一切正常？ **是** ➤ 宝宝体重有增长吗？ **否** **是**

否

立即带宝宝去看医生。当呕吐严重到抑制宝宝的正常生长时提示可能有肠梗阻。

在喂食过程中或刚结束时宝宝会喷出少量的母乳或喂养奶吗？ **否** **是**

你是用奶瓶喂养宝宝的吗？ **是** ➤ 你最近刚更换了一个新的橡胶奶嘴吗？ **是**

否 **否**

吐出少量母乳或喂养奶，尤其是宝宝非常活跃时，通常无须太过担心。

橡胶奶嘴上的小洞可能大小不适合。洞太小会使宝宝吞咽下空气，从而使胃填充过满引起打嗝。洞太大则会让宝宝一口吞下大量的牛奶或喂养奶。

转下页 转下页
第一栏 第一栏

续上页　　　续上页
第一栏　　　第二栏

你是用奶瓶喂养宝宝的吗？ **是** → 你最近刚更换了一个新的橡胶奶嘴吗？ **是**

否　　　　　　　　　　　**否**

橡胶奶嘴上的小洞可能大小不适合。洞太小会使宝宝吞咽下空气，从而使胃填充过满引起打嗝。洞太大则会让宝宝一口吞下大量的牛奶或喂养奶。

宝宝还不满3个月吗？并且呕吐是在喂养后立即从嘴里喷射出来的吗？ **是** →

否

带宝宝去看医生。强有力的呕吐（称作喷射性呕吐）如果偶尔出现，一般不需要担心。如果是频繁发生，则可能是患有肠梗阻，这属于急症。

宝宝在其他方面都健康的情况下出现一次呕吐现象，无须太过担心。

宝宝在24小时内有3～4次水样大便吗？ **是** →

立即带宝宝去看医生。你的宝宝有腹泻，可是消化道感染所致。参见图表"婴儿腹泻"。

否

转下页

续上页

宝宝体温超过
37.8℃吗？ → **是** → 参见图表"婴
幼儿发热"。

↓ **否**

宝宝咳嗽或流
涕吗？ → **是** → 如果宝宝呕吐让你很担心
请带宝宝去看医生。不过，
咽下由于感冒或其他呼吸
道感染而产生的黏液也可
能导致呕吐。

↓ **否**

宝宝哭闹是否
因为疼痛呢？ → **是** → 宝宝需要急救！立即拨打
120或当地的急救电话，或
者带你的宝宝到最近的医院
急诊部。宝宝可能有肠梗阻，
如肠套叠。

↓ **否**

如果你的孩子反复呕吐
请立即带他去看医生。如果小孩呕
吐非常严重和持续发作——比如每
隔6小时发作，他可能会丢失大量
的体液从而危及生命，或者可能患
有严重的危及生命的疾病。

如果你无法通过这个图表做出诊断，**请带宝宝去看医生。**

婴儿腹泻

——适合6个月以下的儿童。在24小时内有3~4次水样排便

开始 → 宝宝看上去有满足感、警觉性、吃得也不错吗？ —**是**→ 是用奶瓶喂养宝宝的吗？

否

否   **是**

在喂养奶、牛奶或水中加糖了吗？

否   **是**

腹泻是发生在刚开始给宝宝的饮食中添加固体食物时吗？

是

否

糖对婴儿来说消化很困难，这有可能导致腹泻。因此不要在宝宝的饮食中增加糖。

与儿科医生谈谈
何时能在宝宝的饮食中添加固体食物。你的宝宝可能还太小而无法消化固体食物。

转下页
第一栏

转下页
第二栏

续上页
第一栏

续上页
第二栏

你给宝宝喂
果汁吗？

是 →

可能是果汁中的糖导致
你的宝宝胃肠不适。不
要给宝宝喂果汁，直至
宝宝至少有 6 个月大时。

否

宝宝服用过
任何非处方
药吗？

是 →

请咨询儿科医生。有些药
物可以导致腹泻。因此不
要给宝宝服用任何药物包
括替代药物如草药制剂，
除非是医生所推荐的。

否

你正在给宝宝服
用治疗其他疾病
的处方药吗？

是 →

对此请咨询儿科医生。
但不要停止给宝宝服药。
有些给儿童所开的药物
很难消化，从而导致腹
泻，这经常是因为药物
中含有糖、糖浆成分。

否

转下页

续上页

宝宝的体温有超过 37.8℃ 吗，或者有呕吐吗？

是

立即带宝宝去看医生。你的宝宝可能有消化道感染，如胃肠炎。也可参见图表"婴幼儿发热"和"婴儿呕吐"。

否

婴幼儿胃肠炎

婴幼儿胃肠炎的主要症状有呕吐和腹泻，程度从轻度到重度不等。除了呕吐和腹泻外，婴幼儿的胃肠炎症状还可能包括过敏、身体虚弱、低热、腹部不适或疼痛以及食欲不振等。脱水的症状包括：口干、眼窝凹陷、精神萎靡、烦躁易怒、少泪或少尿。如果你的孩子有胃肠炎引起的脱水症状，或者在 6 小时内严重腹泻 3 次或呕吐出所有胃内容物，请立即联系医生或者直接到距离最近的医院急诊科就诊。

如果持续腹泻或者孩子看上去像是生病了，并且通过这个图表无法做出诊断，请立即带宝宝去看医生。

幼儿皮肤问题

——适合2岁以下的儿童。皮肤肤色改变，发炎或者出现斑点

开始 → 你的小孩还不满3个月吗？ —**是**→ 带孩子去看医生。年幼的小孩如果出现健康问题应总是带小孩去看医生。

↓ **否**

小孩的皮肤上有红点或片状红色区域吗？ —**是**→ 小孩的体温超过37.8℃吗？ —**是**→ 参见图表"发热出疹"。

↓ **否**

皮疹主要集中在被尿布覆盖的区域吗？ —**是**→ 你的小孩可能有尿布疹。

↓ **否**

小孩身上有一处或多处薄片状的瘙痒且发炎的皮肤区域吗？ —**是**→ 带小孩去看医生。你的小孩可能患有一种被称作婴儿湿疹的皮炎。

↓ **否**

转下页
第一栏

转下页
第二栏

续上页
第一栏

续上页
第二栏

皮疹为红色、
隆起的肿泡
样斑点吗？ —是→ 你的孩子所在房间比较
热或天气非常热吗？

否↓

你小孩皮疹是否
为暗红色点状，
指压不褪色？ —否→

否↓   是↓

是↓

立即带孩子去看
医生。你的小孩
可能有严重的过
敏反应。请参见
过敏性紫癜。

小孩的头皮上有油腻
的、硬壳样的斑点吗？

否↓   是↓

你的小孩可
能有乳痂。

你的小孩可能是长痱子
了，这与热有关，尤其
是如果疹子长在被紧身
的或厚实的衣服所覆盖
的区域时。把小孩移到
凉爽的地方并松开或除
去多余的或太紧的衣服。
用凉毛巾擦身，然后保
持皮肤干燥。不要涂抹
任何软膏或洗剂，这些
药物会使水分在皮肤上
蓄积，从而加重病情。
如果医生已经开了处方，
仅使用炉甘石或皮质类
固醇类乳膏。如果皮疹
加重或小孩出现发热、
感觉生病了或非常不舒
服，请带孩子去看医生。

如果你无法通过这个图表做出诊断，请带孩子去看医生。

幼儿体重增长缓慢

——适合 2 岁以下的儿童。即没有按预期的速度增加体重或生长

开始

小孩看上去尽管体重增长较慢但整体还比较健康吗？

是

小孩出生时的体重低于 2.5kg 吗？

否

是 **否**

出生时较小的婴儿（尤其足月儿而不是早产儿）尽管很健康，但是在他此后的一生中都可能会比一般人长得矮一点。

孩子的父母有一方长得比一般人矮吗？

是

你的小孩可能是遗传了体形较小者的身材类型。

否

转下页

续上页

你的小孩还不满1岁吗？ **是** → 你是母乳喂养吗？ **是** → 是按照一个严格的母乳喂养计划喂奶吗？

否

否

否 **是**

可能是由于吃不饱导致孩子体重增长缓慢。无论何时只要孩子感到饥饿就应该喂奶。如果孩子非常小，就应该至少每几个小时喂一次奶。

第一年的体重增加标准
出生后5天内，大多数婴儿体重会减掉140g左右。然而，到第10天时，他们通常会重新恢复至原来的体重。此后，婴儿会稳定地增长，到5个月时他们体重会达到出生时的两倍，长到1岁大时体重达出生时的3倍。

转下页
第一栏

转下页
第二栏

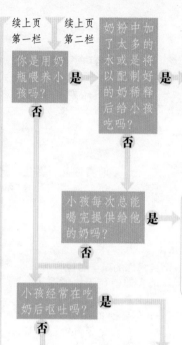

续上页
第一栏

续上页
第二栏

你是用奶瓶喂养小孩吗？

奶粉中加了太多的水或是将以配制好的奶稀释后给小孩吃吗？

否

是 → 你的孩子可能是没有得到足够的营养。阅读奶粉配制说明书并严格执行，并要确保奶粉中含有足够的热量和营养。

否

小孩每次总能喝完提供给他的奶吗？

是 → 你的孩子可能一直处于饥饿状态。随着孩子的生长，你需要增加提供给孩子的奶量。

否

小孩经常在吃奶后呕吐吗？

是 → **带孩子去看医生。** 如果小孩还不满6个月，请参见图表"婴儿呕吐"。消化道疾病如肠梗阻可能会导致呕吐和妨碍孩子体重增长。另外，如果孩子没有获得足够的营养和液体，他也可能是脱水。

否

转下页

续上页

小孩的大便松散、苍白色、量多，并且气味难闻吗？ **是** → **带孩子去看医生。**小孩可能有消化道疾病，如乳糜泻或乳糖不耐受。

否

小孩正在服用治疗某种疾病如哮喘的皮质类固醇类药物吗？ **是** → **请咨询儿科医生。**皮质类固醇类药物有时能影响生长发育。

否

如果你的孩子出现脱水**请立即带孩子去看医生。**如果小孩皮肤干燥或起皱纹，每天更换的尿布少于6块，或者吃奶后经常呕吐，都可能是脱水的表现。

如果你无法通过这个图表做出诊断，**请带孩子去看医生。**

婴幼儿发热

——适合 2 岁以下儿童。腋下温度超过 37.8℃或者直肠温度超过 38.9℃

| 开始 | 小孩有 3 个月大或者更小吗？ | 是 → | **带孩子去看医生。** 年幼的小孩如果出现健康问题应该带去看医生。 |

否

| 小孩有皮疹吗？ | 是 → | 请参见图表"发热出疹"。 |

否

| 小孩是因为疼痛而哭泣吗？ | 是 → | **带孩子去看医生。** 你的孩子可能有耳感染，尤其是当孩子不停地拍打或拉一只耳朵时。 |

否

| 小孩的呼吸声很嘈杂吗？ | 是 → | **带孩子去看医生。** 你的小孩可能患有哮喘。 |

否

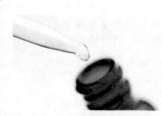

用等量的白醋和擦洗用酒精配置成的自制滴耳剂可以帮助预防外耳炎，这种滴耳剂可以帮助保持耳道内皮肤干燥，清除存在的细菌和真菌。

转下页

续上页

小孩的呼吸急促或嘈杂，或者有喘息吗？ **是** ➤ 这属于急症，需要急救！立即拨打120或当地的急救电话，或者带你的孩子到最近的医院急诊部。你的孩子可能患有严重的肺部感染，如急性支气管炎、支气管炎，或肺炎。

否

小孩在24小时内排3~4次水样便吗？ **是** ➤ 带孩子去看医生。你的小孩有腹泻，可能是消化道感染所致，如胃肠炎。也可参见图表"婴儿腹泻"。

否

小孩有流涕吗？ **是** ➤ 带孩子去看医生。孩子可能患了感冒、流感或其他传染性疾病。

否

转下页

续上页

天气很热或房间很暖和或者孩子穿的衣服太多吗？ **是** ➡️ 将孩子移到一个凉爽的地方，除去一些衣服，并让孩子喝点水。如果这样做孩子的发热还没有消退，**请带孩子去看医生**。你的孩子可能是过热了。

否

如果孩子出现癫痫发作这属于急症，需要急救！立即拨打 120 或当地的急救电话，或者带你的孩子到最近的医院急诊部。

如果你无法通过这个图表做出诊断，孩子的体温过高持续了 6 小时以上，或者体温高于 38.9℃，带孩子去看医生。

儿童发热

——腋下温度超过 37.8℃，口腔温度超过 38.3℃，或者直肠温度超过 38.9℃

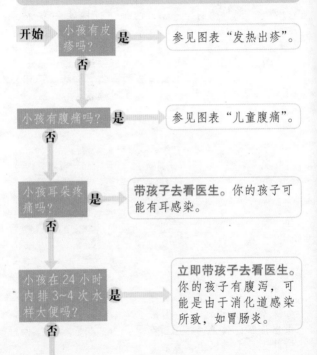

开始 → 小孩有皮疹吗？ —**是**→ 参见图表"发热出疹"。

否

小孩有腹痛吗？ —**是**→ 参见图表"儿童腹痛"。

否

小孩耳朵疼痛吗？ —**是**→ **带孩子去看医生。** 你的孩子可能有耳感染。

否

小孩在 24 小时内排 3~4 次水样大便吗？ —**是**→ **立即带孩子去看医生。** 你的孩子有腹泻，可能是由于消化道感染所致，如胃肠炎。

否

转下页

↓ 续上页

小孩咳嗽吗？ — **是** → 小孩的呼吸急促或嘈杂，或者有喘息吗？ — **是** →

这属于急症，需要急救！立即拨打120或当地的急救电话，或者带你的孩子到最近的医院急诊部。你的孩子可能患有严重的肺部感染，如急性支气管炎或肺炎。

否

↓ **否**

带孩子去看医生。孩子可能患了感冒、流感或其他传染性疾病。

小孩咽喉痛吗？或者声音虚弱或嘶哑吗？ — **是** →

带孩子去看医生。你的小孩可能有上呼吸道感染，如扁桃体炎、咽炎或喉炎。

否

小孩有流涕吗？ — **是** →

带孩子去看医生。你的小孩可能患了感冒、流感或者其他传染性疾病。

否

↓ 转下页

续上页

小孩下颌角至耳之间的区域
有隆起、疼痛或触痛吗？ —— **是** → 带孩子去看医生。孩子可能是患了流行性腮腺炎。

否

小孩看上去好像生病了并且有
以下两个或更多的症状吗？
● 呕吐
● 头痛
● 眼睛对强光敏感
● 当向前低头时感觉颈部僵直
或疼痛

—— **是** → 立即带孩子去看医生。你的小孩可能有脑膜炎。

否

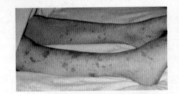

　　大斑疹(称为瘀斑)是脑膜炎最为严重的恶兆。按压之后它们会变苍白，可以使用平底无脚酒杯来按住患处做试验。

　　如果你无法通过这个图表做出诊断，孩子的体温过高持续了6小时以上，或者体温高于38.9℃，**带孩子去看医生。**

儿童腹痛

——适合12岁以上儿童。胸廓至腹股沟之间的区域疼痛

开始

即使是最轻微的动作似乎也会触痛孩子引起孩子尖叫？ → **是** → 这属于急症，需要急救！立即拨打120或当地的急救电话，或者带你的孩子到最近的医院急诊部。孩子可能患有阑尾炎。

否

小孩吃得过饱或吃了能引起胃部不适的食物（如辛辣的食物）了吗？ → **是** → 你的孩子可能有消化不良。

否

小孩在24小时内有3~4次水样大便或者有呕吐吗？ → **是** → 带孩子去看医生。你的孩子可能有消化道感染如胃肠炎，或者可能是食物中毒。

否

你的小孩已经有2~3天没有排便了吗？或者有排便困难现象？ → **是** → 请咨询儿科医生。可能是便秘。

否

转下页

续上页

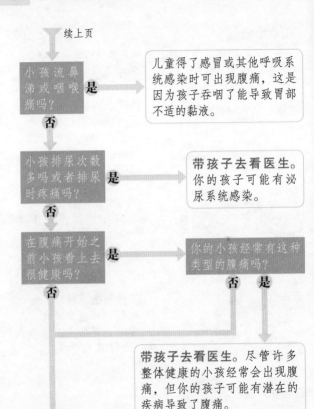

小孩流鼻涕或咽喉痛吗？ **是** ➡ 儿童得了感冒或其他呼吸系统感染时可出现腹痛，这是因为孩子吞咽了能导致胃部不适的黏液。

否

小孩排尿次数多吗或者排尿时疼痛吗？ **是** ➡ **带孩子去看医生。** 你的孩子可能有泌尿系统感染。

否

在腹痛开始之前小孩看上去很健康吗？ **是** ➡ 你的小孩经常有这种类型的腹痛吗？ **否** **是**

否

带孩子去看医生。 尽管许多整体健康的小孩经常会出现腹痛，但你的孩子可能有潜在的疾病导致了腹痛。

如果你无法通过这个图表做出诊断，**请带孩子去看医生。**

儿童瘙痒

——适合 12 岁以上儿童。皮肤受到刺激导致孩子想挠

开始 → 小孩的皮肤上有斑、水泡或变色的区域吗？ —**是**→ 参见图表"瘙痒性的斑和疹"。

↓**否**

仅是肛门和生殖区周围感到瘙痒吗？ —**是**→ **带孩子去看医生。**没有充分清洁生殖区会引起瘙痒，或者可能是孩子体内有蛲虫。对于女孩，外阴阴道炎也可能是引起瘙痒的元凶。

↓**否**

瘙痒局限于小孩的头部吗？ —**是**→ 你能看见微小的白色物体黏附于小孩的头发上，并且不容易被去除吗？

↓**否**　　　　　　　　↓**否**　　　　　　↓**是**

小孩的头皮上有小块斑秃吗？ —**是**→ **请咨询儿科医生。**孩子可能是有虱子。

↓

带孩子去看医生。孩子可能有真菌感染，叫作癣菌病。

↓

转下页

续上页

瘙痒主要集中在被衣物覆盖的区域吗？　**是**

带孩子去看医生。你的小孩可能有皮炎，这是由于接触了一些物质，如毛料衣服、衣物洗涤剂、织物软化剂而产生的过敏反应所致。

否

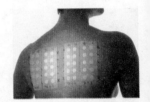

皮肤过敏实验包含了少量过敏原，比如宠物的皮毛粘在皮肤上。如果皮斑附近发生炎症样表现则证明对该变应原过敏。

如果你无法通过这个图表做出诊断，请带孩子去看医生。

儿童咳嗽

——适合2~12岁儿童。儿童咳嗽通常是呼吸道感染的症状

开始 → 孩子体温超过37.8℃了吗？ —是→ 孩子呼吸非常急促或嘈杂，或者出现喘气了吗？

否↓　　　　　　　　　　否↓　　　　　是↓

请咨询儿科医生。孩子可能是感冒了，或者患了其他呼吸道感染。

这属于急症，需要急救！立即拨打120或当地的急救电话，或者让把孩子送到最近的医院急诊部。孩子可能有严重的肺部感染，如急性支气管炎、支气管炎或肺炎。

小孩呼吸困难吗？或者脸色发青吗？ —是→

否↓

这属于急症，需要急救！立即拨打120或当地的急救电话，或者把孩子送到最近的医院急诊部。可能是严重的哮喘或者哮吼发作。

转下页

续上页

孩子在嘈杂的喘息之后有不可控制的咳嗽吗？ —**是**→ 立即带孩子去看医生。孩子可能患有百日咳，尤其是孩子以前没有接种过抵抗百日咳的疫苗。

否

小孩呼吸刺耳或喘息吗？ —**是**→ 小孩在最近几天有吸入小物件或小块食物吗？

否

否 **是**

小孩接触过新的清洁剂吗？或者你养了一只新宠物吗？

这属于急症，需要急救！立即拨打120或当地的急救电话，或者把孩子送到最近的医院急诊部。吸入物件会部分堵塞呼吸道，导致喘息和咳嗽。

否 **是**

立即带孩子去看医生。小孩可能有过敏反应。

转下页

续上页

小孩有流鼻涕或鼻塞吗？ —**是**→ **请咨询儿科医生。**从鼻后流出的分泌物会刺激孩子的咽喉，导致咳嗽。小孩也可能是得了感冒、流感或腺样体病。

↓**否**

小孩在过去的3个月内患过百日咳吗？ —**是**→ 百日咳后通常会出现长期咳嗽。

↓**否**

家中有人吸烟吗？或你的小孩会吸烟吗？ —**是**→ 吸烟或吸二手烟都可以产生咳嗽。

↓**否**

如果孩子呼吸急促或有嘈杂音
这属于急症，需要急救！立即拨打120或当地的急救电话，或者把孩子送到最近的医院急诊部。孩子呼吸急促或嘈杂应引起重视，尤其是如果小孩还不满3岁时。

如果你无法通过这个图表做出诊断或者小孩咳嗽超过2周，**请带孩子去看医生。**

儿童肿胀

——适合12岁以下儿童。颈部或腋窝处出现的任何肿胀或肿块

开始 → 小孩有3个月大吗？或者更小？ —**是**→ 带孩子去看医生。年幼的小孩如果出现健康问题应总是带小孩去看医生。

否

是在小孩的耳朵至下颌角之间出现肿胀、疼痛或触痛的吗？ —**是**→ 带孩子去看医生。你的孩子可能患有流行性腮腺炎。

否

肿胀是在孩子颈后的颅底位置吗？ —**是**→ 带孩子去看医生。小孩可能有病毒性感染，如风疹，尤其是孩子伴有皮疹时。

否

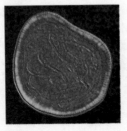

风疹病毒属于披膜病毒科风疹病毒属的单链RNA病毒。疾病很容易通过飞沫途径传播。

↓ 转下页

续上页

小孩的颈部双侧都有肿胀吗？ → **是** → 体温超过 37.8℃ 了吗？

否

否　　　**是**

带孩子去看医生。你的小孩可能是有感染，如扁桃体炎，脓毒性咽炎，咽炎或牙齿脱落。如果这些症状持续超过 1 周，则可能是得了传染性单核细胞增多症。

小孩的头部或颈部有疮、割口或昆虫咬伤吗？ → **是** → 请咨询儿科医生。因为伤口感染可能会引颈部腺体组织肿胀。

否

如果孩子的淋巴结增大
如果孩子的身体任何部位出现肿胀（尤其是颈部，手臂下，腹股沟），并且几周内都不消失，请带孩子去看医生。肿胀有时是癌症的征兆。

转下页

续上页

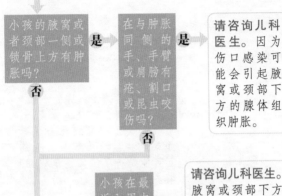

小孩的腋窝或者颈部一侧或锁骨上方有肿胀吗？ → **是** → 在与肿胀同侧的手、手臂或肩膀有疮、割口或昆虫咬伤吗？ → **是** → **请咨询儿科医生。** 因为伤口感染可能会引起腋窝或颈部下方的腺体组织肿胀。

否

否

小孩在最近1周内接种过疫苗吗？ → **是** → **请咨询儿科医生。** 腋窝或颈部下方的腺体组织肿胀有时是对疫苗的反应。

否

如果你无法通过这个图表做出诊断并且肿胀持续超过1周，**请带孩子去看医生。**

儿童跛行

——适合12岁以下儿童。行走困难（幼儿不愿行走），臀部、腿或脚可能伴有疼痛

开始

你的孩子在其他方面看起来很健康吗？ **是** → 腿、脚或臀部有劳损或损伤吗？ **是** →

否 ↓ **否** ↓

受伤处痛吗？或者腿或脚肿胀吗？或者有变形吗？

你的孩子赤脚行走时不跛吗？ **是** →

否 ↓

否 ← **是** →

孩子的鞋子或鞋垫可能不舒服或不合适，或者钉子或其他锋利物体刺穿了鞋底。

立即带孩子去看医生。 你的孩子可能有严重的扭伤或骨折。

如果孩子的跛行怀疑是在受伤后发生的，并且超过了48小时，**请带孩子去看医生**。孩子可能是腿、脚或臀部有轻度扭伤或青肿。

转下页 第一栏　　转下页 第二栏

续上页
第一栏　续上页
第二栏

孩子的脚底
有一小块厚
皮吗？　**是**　➡　孩子可能是有足底疣，尤其是如果孩子行走时，这块皮肤让孩子感到不舒服。

否

小孩的足底有触痛
点吗？当触碰时会
感到疼痛。　**是**　➡　小孩可能是有碎片。

否

小孩刚开始学习
走路吗？并且看
上去孩子并没有
意识到跛行吗？　**是**　➡　**带孩子去看医生。** 你的小孩可能有神经系统疾病，或者骨骼或关节有问题。

否

小孩的膝关节、踝
关节或臀部周围有
疼痛、肿胀或红肿
吗？并且这些关节
感到发热吗？　**是**　➡　**带孩子去看医生。** 小孩可能患有严重的疾病，如风湿热或幼年型类风湿性关节炎。

否

转下页

续上页

小孩发热吗？并且脚上或腿上有疼痛、触痛的骨头吗？

是 → 立即带孩子去看医生。小孩可能有骨骼感染，如骨髓炎。

否

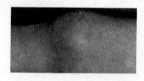

骨髓炎最典型的表现就是关节上红、肿、发热。图为膝关节受影响而出现炎症样表现。

骨髓炎

可以突然起病，特别是儿童，也可以缓缓发作而无任何明显症状。起初症状是由于损伤或软组织感染引起的。但若未对骨髓炎做出诊断任其发展则会发生骨坏死而变成慢性感染。慢性骨髓炎的第一个迹象就是有并发症出现，比如出现疮口、流脓的窦道、伤口破裂或难以治愈的骨折。

如果你无法通过这个图表做出诊断，并且小孩休息 48 小时后跛行并未有明显改善，请带孩子去看医生。

儿童耳痛

——耳痛通常会引起长时间哭闹、尖声喊叫、拉自己受感染的耳朵或者夜间醒来。

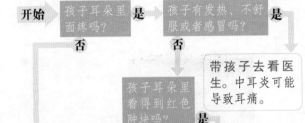

开始　孩子耳朵里面疼吗？　**是** → 孩子有发热、不舒服或者感冒吗？　**是** →

否　　　　　**否**

带孩子去看医生。 中耳炎可能导致耳痛。

孩子耳朵里看得到红色肿块吗？　**是** →

否

带孩子去看医生。 有可能是外耳郭感染或者咽喉痛产生的辐射痛。

带孩子去看医生。 外耳郭上可能长有导致剧痛的疖子。

孩子的耳朵也痒吗？　**是** →

带孩子去看医生。 孩子可能患有外耳郭炎症，尤其是在他（她）最近在加了次氯酸消毒液的水中游泳的情况下。

否

↓

转下页

续上页

受感染的耳朵有任何分泌物产生吗？ 　**是**　→ 当你拉孩子的耳垂时，是不是更痛了？ 　**是**　→

否

否

带孩子去看医生。外耳郭感染会引起疼痛和分泌物增加。

带孩子去看医生。中耳炎会使孩子的鼓膜破裂，导致疼痛，并产生分泌物，尤其是在孩子已经感冒的情况下。

孩子经常用力拉自己的耳朵吗？ 　**是**　→ 孩子可能因为牙痛拉自己的耳朵，或者只是一个习惯而已。如果孩子出现任何其他症状（比如发热），**带孩子去看医生**。

否

转下页

续上页

耳朵是在飞机飞行的过程中或者飞机起飞后立即开始痛的吗？

是

孩子中耳和外耳之间的气压平衡在飞行期间可能会打破，尤其在他（她）感冒的情况下。无需治疗，症状通常会在数小时内消失。如果疼痛持续或者孩子看上去有其他不适，**带孩子去看医生**。为了预防此问题，让孩子在起飞和降落的过程中做吸吮或吞咽的动作（例如，从奶瓶中喝奶或嚼口香糖）。起飞前给孩子服用抗组胺剂或解充血药也会有所帮助。

否

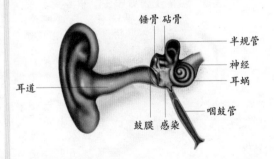

锤骨 砧骨

半规管

神经

耳蜗

咽鼓管

耳道

鼓膜 感染

　　耳由外耳道、中耳和咽鼓管（平衡耳部和咽喉部的压力）组成。当咽鼓管发炎或者阻塞的时候，中耳发生感染，阻止液体流出。

如果你不能由此表做出诊断，**带孩子去看医生**。

儿童大小便问题
——大小便失禁或者大小便控制能力发生变化

开始 → 孩子还不到2周岁吗？ —**是**→ 2岁以下的孩子还不能自如地控制他们的膀胱和肠道。

否

孩子只是在大便方面有问题，小便没有问题？ —**是**→ 孩子先前大便有问题吗？

否   **否**   **是**

孩子有其他症状与大小便训练问题同时出现吗，比如发热或喝大量水？ —**是**→

否

带孩子去看医生。 发热标志着孩子可能患有尿路感染。过度口渴可能标志着糖尿病。

转下页
第一栏

转下页
第二栏

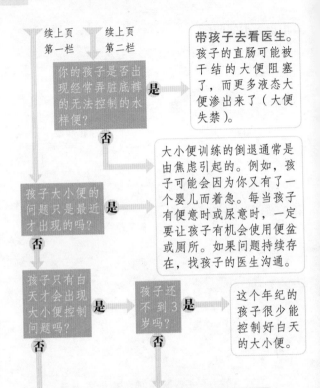

续上页
第一栏

续上页
第二栏

你的孩子是否出现经常弄脏底裤的无法控制的水样便？

是 →

带孩子去看医生。孩子的直肠可能被干结的大便阻塞了，而更多液态大便渗出来了（大便失禁）。

否

孩子大小便的问题只是最近才出现的吗？

是 →

大小便训练的倒退通常是由焦虑引起的。例如，孩子可能会因为你又有了一个婴儿而着急。每当孩子有便意时或尿意时，一定要让孩子有机会使用便盆或厕所。如果问题持续存在，找孩子的医生沟通。

否

孩子只有白天才会出现大小便控制问题吗？

是 →

孩子还不到3岁吗？

是 →

这个年纪的孩子很少能控制好白天的大小便。

否

否

孩子白天膀胱和肠道控制能力发育迟缓，通常不必太为此担心，但有关情况一定要告诉医生，才能保证万事顺利。

转下页

续上页

孩子以前夜间能保持干爽、不尿床吗？ **是** → **带孩子去看医生。** 尿路感染会造成一个以前不尿床的孩子开始尿床。

否

孩子晚上需要用尿布或者经常尿床吗？ **是** → 孩子还不到5岁吗？ **是**

否

否

如果你不能由此表做出诊断，打电话给孩子的医生。

一个大孩子经常尿床通常不是身体的原因。找孩子的医生沟通，他（她）会推荐一种尿床报警器或者推荐服用药物，或者两者同时进行。你也要多安慰孩子。

5岁以下的孩子，晚上控制不住膀胱是正常的。即使5岁以后，许多孩子偶尔还会尿床。孩子尿床时，不要责骂他（他），因为并不是故意的，只是他（她）还控制不好膀胱。晚上要继续给孩子用尿布，直到他（她）一段时间第二天早上仍保持干爽为止。

儿童泌尿问题

——尿痛，尿量无显著增加而小便次数明显增多，一小时内排尿不止一次，每次尿量较少，夜里醒过来好几次小便或者尿液颜色混浊

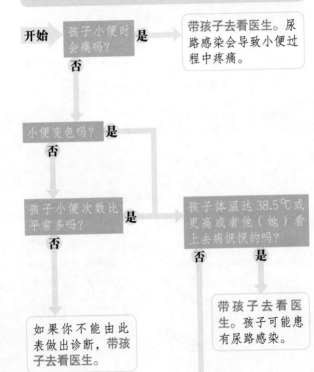

开始

孩子小便时会痛吗？ **是** → 带孩子去看医生。尿路感染会导致小便过程中疼痛。

否

小便变色吗？ **是**

否

孩子小便次数比平常多吗？ **是** → 孩子体温达38.5℃或更高或者他（她）看上去病恹恹的吗？

否 **是**

如果你不能由此表做出诊断，带孩子去看医生。

带孩子去看医生。孩子可能患有尿路感染。

转下页

续上页

孩子看上去排过大量尿液吗？ **是** → 孩子最近几星期体重有减轻吗，他（她）看似异常疲惫吗，或者他（她）吃得很多吗？ **是** → 带孩子去看医生。糖尿病会导致小便次数增加。

否

孩子在服用任何药物吗？ **是** → 带孩子去看医生。有些药物会引起小便次数频繁。

否

孩子会出于某种原因紧张或焦虑吗？ **是** → 压力会导致一个孩子小便次数增多。紧张导致尿液量增多，而去洗手间能让孩子从有压力的环境中解脱出来。找孩子的医生沟通，排除患有健康问题的可能性。

否

如果你不能由此表做出诊断，**带孩子去看医生。**

儿童呼吸问题
——呼吸有杂音，咳嗽或喘息

开始

孩子呕吐吗或者他（她）腹泻吗？

否 | **是**

你的孩子是否出现以下脱水症状：无尿、尿少、小便赤黄；没有眼泪；以及口干舌燥？

否 | **是**

你的孩子可能患有由病毒引起的呼吸道感染，比如流感。

立即打电话给你的医生。你的孩子可能有肺部感染，例如支气管炎或肺炎。

孩子看上去异常地急躁、抱怨胸闷或者看上去呼吸非常困难或者脸色开始发青？

是

立即打电话给你的医生。他（她）可能患有哮喘严重发作或者喉部异常狭窄。

否

转下页

续上页

孩子一阵阵的咳嗽，无法控制，同时吸气时还会发出杂音（发出嗬嗬的声音）？ — **是** →

打电话给你的医生。你的孩子也许患有百日咳，这是一种传染性细菌感染，尤其是在他（她）没有注射抗该种疾病疫苗的情况下，该病极其危险。或者你的孩子可能患有哮喘。

否

孩子的呼吸音明显，刺耳吗？ — **是** → 孩子有可能误食了一小块食物或硬币等小块物体吗？ — **是** →

紧急情况
立即寻求医疗救助！孩子可能会因为某个物体阻塞了气管而咳嗽。如果咳嗽没有将该物体咳出来，立即打电话给你的医生，请教下一步该怎么做或去医院急诊。

否

否

打电话给你的医生。哮喘或喉炎可能会引起咳嗽。

转下页

续上页

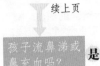

孩子流鼻涕或鼻充血吗？ 是 → 从鼻子后面部分流出来的黏液刺激咽喉部导致咳嗽。感冒、过敏或鼻窦炎（由于感染造成的鼻黏膜发炎和分泌物黏稠）都会引起咳嗽。

否 ↓

你在家抽烟吗或者你的孩子抽烟吗？ 是 → 抽烟或与抽烟的人住在一起可能会引起孩子咳嗽。如果你抽烟，请立即戒烟，这样对你和孩子都有益处。

否 ↓

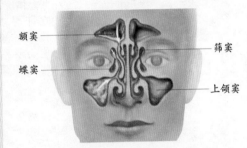

额窦　　　　　　　　　　　　　筛窦

蝶窦　　　　　　　　　　　　　上颌窦

窦是拥有含气的内衬黏膜的骨质空腔，积液通过微小孔洞排入鼻腔。当细菌、病毒、真菌或异物进入窦腔就会引发窦腔感染。

如果你不能由此表做出诊断，或者孩子持续咳嗽两周以上，**带孩子去看医生**。

儿童流鼻涕或鼻塞

——流鼻涕（通常伴以打喷嚏）或鼻塞

开始 → 有透明分泌物从孩子的鼻子里流出来吗？ **是** → 孩子发热到38.5℃或者更高，或者他（她）看上去病恹恹的？

否 ↓　　　　　　　　　　　　　　　　**否**　　　　　**是**

孩子流鼻涕，打喷嚏持续3周以上？

是　　　**否**

普通感冒初期会产生透明的分泌物，随后分泌物变得黏稠、不透明。

最有可能是流感等病毒感染。如果孩子发热，尽量使他（她）的体温降下来。要多喝水。如果孩子还不到6个月大或者出现后面的警告栏里所列的任何症状，请打电话给医生。

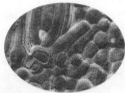

电镜下的甲型流感病毒。圆形的和细长形的病毒都清晰可见。病毒外膜上生长的细尖显然是在向宿主细胞入侵时吸附所用。

转下页 第一栏　转下页 第二栏

续上页
第一栏

续上页
第二栏

复发性的病毒感染在参加日托或学龄前儿童中极其常见。如果孩子的行为发生任何变化，比如异常烦躁或嗜睡或者变得不那么活跃或变得更黏人，或者体温达 38.5℃ 或更高，请打电话给你的医生。对于大一点的孩子来说，花粉热是流鼻涕的常见原因，而且标志着对类似花粉或室内尘埃的过敏反应。尽量找出到底是什么物质引发了过敏，这样孩子日后可以避免接触这种物质。如果孩子看上去并没有因为这些症状而苦恼，你则无须打电话给他（她）的医生。

孩子发热到 38.5℃ 或者更高，或者他（她）看上去病恹恹的？

是 →

孩子有头痛、面部疼痛或久咳的症状吗？

否

可能是由流感等病毒感染造成的。尽量使孩子的体温降下来。给孩子多喝水。

是

打电话给你的医生。 孩子可能患有鼻窦炎（由于感染造成的鼻黏膜发炎和分泌物黏稠）。

否

转下页

续上页

黏稠的分泌物只是从一个鼻腔中流出来吗？ **是** → **打电话给你的医生。** 可能有小东西粘在孩子鼻子里了。

否

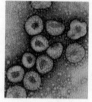

冠状病毒是感冒的又一病因，表面突起的蛋白质使它们可以侵入细胞。

普通感冒是最有可能的原因。

警告！
如果孩子出现以下任何症状，请立即打电话给医生或去看急诊：
* 温度超过 38.9℃
* 呼吸异常急促
* 呼吸有杂音或呼吸困难
* 异常瞌睡或烦躁
* 皮疹
* 耳痛
* 不爱喝水

儿童晕厥、眩晕以及癫痫发作

——晕厥和不稳定，眩晕，意识丧失，发作期间孩子的身体活动不受控制

开始 → 你的孩子是否出现过突然不省人事的情况？ —**是**→ 你的孩子满1周岁了吗？ —**是**→

↓**否**

↓**否**

当你的孩子无意识时，你是否看到孩子的脸或四肢抽搐，或者孩子是否会咬自己的舌头？

打电话给你的医生。 婴儿出现不受控制的身体或面部抽搐或者意识丧失时，必须立即进行医疗监管。有些不受控的动作可能是属于正常的，但也可能标志着某种疾病。

↓**否**　　　　**是**↓

孩子是否发热到38.3℃或更高吗？

↓**否**　　　　**是**↓

立即打电话给你的医生。 发热或脑膜炎等严重感染会导致惊厥。

打电话给你的医生。 这种疾病可能属于癫痫，尤其是在这些状况一而再再而三发生的情况下。

转下页第一栏　　　转下页第二栏

续上页 续上页
第一栏 第二栏

你的孩子是否服用药物了？或者他（她）是否可能服用了他人的药物或摇头丸，或者其他有毒物质？　**是** →

紧急情况
立即寻求医疗救助！ 立即打电话给当地毒物控制中心或孩子的医生。

否 ↓

你的孩子最近头部是否受创？　**是** →

参见"头部外伤"图表。

否 ↓

如果孩子的无意识状态持续 1 分钟以上，或者看似呼吸困难，请立即联系孩子的医生。多数情况下，晕厥对于一个其他方面健康的孩子来说并不要紧。这可能是由于压力造成的血压急剧下降引起的，或者因为没吃东西、血糖低引起的。但遇到这种状况最好还是通知孩子的医生。

你的孩子曾经出现过眩晕吗？　**是** →

打电话给医生。 中耳炎或内耳炎（鼓室的一种炎症，严重者可引起耳聋或平衡失调）会导致眩晕。

否 ↓

转下页

续上页

孩子在看似发呆的过程中，是否出现短暂的注意力不集中？ **是** ▶ **打电话给医生。**你的孩子可能患有失神性癫痫。

否

你的孩子是否感到数分钟的虚弱或不稳定？ **是** ▶ 只要你的孩子其他方面都健康，昏厥通常并不要紧。可能是由压力、饥饿或过热造成的。给孩子喝点含糖饮料，让他（她）躺下来休息一会。晕厥应该在 5 分钟内消失。如果你的孩子 30 分钟后仍然觉得晕或者表现出疾病的任何症状，请联系医生。

否

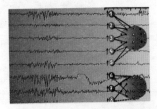

图中的EEG显示了正常人的电活动。癫痫患者的EEG会描记出节奏异常的脑电波。

转下页

续上页

孩子头痛吗？行为是否发生改变？是否出现呕吐的症状？

是

打电话给医生。 孩子的症状可能标志着大脑出现障碍。

否

头部外伤很严重

如果你的孩子头部受伤了（即使他（她）没有丧失意识），你仍然需要密切观察24小时（参见图表"头部外伤"）。一定要每4个小时唤醒孩子一次，问问他（她）感觉如何。如果你的孩子出现以下症状中的任何一种，请立即打电话给孩子的医生：

● 行为发生改变（比如昏睡或异常烦躁）

● 呕吐两次或两次以上

● 协调能力或注意力发生改变

● 视力出现问题

如果你不能由此表做出诊断，**请打电话给孩子的医生。**